Dr Michel BARJHOUX

Des Interventions sur le Grand Sympathique Cervical

POUR

GOITRE EXOPHTALMIQUE

*Statistique de 30 malades
opérés par M. le Professeur Jaboulay, dans sa Clinique
de l'Hôtel-Dieu de Lyon.*

Imp. Jeannin. Trévoux.
1910

T 69 e
765

DES INTERVENTIONS SUR LE GRAND SYMPATHIQUE CERVICAL

POUR GOITRE EXOPHTALMIQUE

BIBLIOTHÈQUE NATIONALE
R. F.
IMPRIMÉS.

8 Ie⁶⁹
765

Dr Michel **BARJHOUX**

Des Interventions sur le Grand Sympathique Cervical

POUR

GOITRE EXOPHTALMIQUE

Statistique de 30 malades
opérés par M. le Professeur Jaboulay, dans sa Clinique
de l'Hôtel-Dieu de Lyon.

BIBLIOTHÈQUE NATIONALE — R F — IMPRIMÉS

Imp. Jeannin. Trévoux.
1910

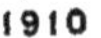
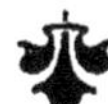

A MON PÈRE ET A MA MÈRE

Hommage de ma profonde et respectueuse affection.

A MA SŒUR

A TOUTE MA FAMILLE

A MES AMIS

A MES MAITRES

DES Hôpitaux et de la Faculté de Lyon
et des Hôpitamx de Saint-Etienne

Témoignage de ma vive reconnaissance.

A Monsieur le Professeur JABOULAY

Professeur de Clinique Chirurgicale
Chirurgien des Hôpitaux de Lyon
Mon Président de Thèse.

AUX MEMBRES DE MON JURY :

MM. les Professeurs NOVÉ-JOSSERAND,
GAYET, PATEL.

Avant-Propos

Beaucoup trouvent agréable et utile, entre deux phases de leur existence, de s'arrêter quelques instants pour apprécier en eux-mêmes ce qu'il en a été de la dernière étape franchie. Ce besoin de révision s'impose presque naturellement à l'étudiant en médecine, pour lequel est arrivé le moment de la thèse et avec lui l'inévitable changement d'existence. Chacun se rappelle alors les années d'études écoulées, et, suivant les dispositions naturelles de son caractère et de son tempérament, les estime heureuses ou malheureuses. Chacun aussi et surtout, cherche à scruter l'avenir et voudrait déjà en faire un parallèle avec le passé. C'est le même sentiment et le même désir que nous éprouvons en écrivant ces lignes qui seront pour nous aussi l'entrée dans la vie du praticien.

Et ce n'est pas sans une profonde émotion que

nous disons adieu à cette vie d'étudiant, que nous avons trouvé bonne, et à tous ceux qui ont contribué à la rendre pour nous plus heureuse et utile. Que notre pensée et notre cœur aillent d'abord à nos parents, qui furent pour nous un père et une mère incomparablement bons et dévoués, une sœur tendrement aimée, pour lesquels notre reconnaissance et notre affection ne seront jamais assez grandes ; à notre famille entière, que nous aimons à assurer ici de nos sentiments les plus affectueux.

Que notre sympathie et notre respect s'adressent encore à nos amis de Lyon, à l'un surtout qui guida notre inexpérience de ses conseils aussi nombreux que sages, et dont nous ne saurons jamais trop reconnaître par notre gratitude l'accueil plein de généreuse amabilité, dès le premier jour de notre arrivée à Lyon.

Merci encore à nos camarades d'études, qui furent pour nous de vrais amis et pour lesquels nous formons les vœux les plus sincères de réussite.

Merci à nos Maîtres, chirurgiens et médecins des hôpitaux de Lyon, dont nous avons eu l'honneur d'être l'élève pendant trois années d'externat : M. le docteur Vignard ; MM. les professeurs Rollet et Jaboulay ; M. le professeur agrégé Gayet et M. le professeur agrégé Chatin, qui nous initia à la médecine infantile et dont le souvenir nous sera toujours cher ; M. le docteur Leclerc, médecin des hôpitaux, dont les conseils et l'expérience si estimés, furent si précieux pour nous, non seulement pour notre instruction, mais encore dans beaucoup d'autres circonstances.

Si l'accueil de tous ceux-ci nous a été bien sensible, combien ne devons-nous pas nous féliciter encore de nos dernières années d'études aux hôpitaux de Saint-Etienne, où nous avons rencontré des maîtres aussi éminents qu'affables. Remercions de tout cœur M. le docteur Blanc de son enseignement si pratique et de la confiance toujours grande qu'il nous a accordée dans son service ; MM. les docteurs Viannay et Martel, chirurgiens ; M. le docteur Descos, médecin des hôpitaux, dont nous avons eu l'honneur et l'avantage d'être l'interne pendant ce dernier semestre, et auprès desquels nous nous sommes essayé, dans un milieu médical vraiment supérieur, à étudier les malades et à les bien soigner. Que tous acceptent ici le plus sincère hommage de notre gratitude et le profond regret que nous avons de les quitter.

Nous n'aurions garde d'oublier M. le docteur Alamartine, qui a facilité l'élaboration de ce travail en mettant à notre disposition ses recherches antérieures sur la thérapeutique chirurgicale de la maladie de Basedow, et M. le docteur A. Chalier, prosecteur à la Faculté de Médecine, qui a été le guide le plus sûr et le plus aimable de notre rédaction et nous a témoigné depuis longtemps déjà une amitié

dont nous sommes fiers et que nous aimerons toujours à rappeler.

Remercions encore M. le professeur Nové-Josserand et MM. les professeurs agrégés Gayet et Patel,
qui ont bien voulu accepter de faire partie de notre
jury de thèse.

Historique

———

Trousseau disait déjà : « Le grand sympathique
est la cause de tous les accidents du goître exophtalmique. Cette maladie est, pour moi du moins, une
névrose du grand sympathique. — Il faut, dit le professeur Jaboulay, que le goître relève des centres
nerveux pour échapper ainsi à la physiologie pathologique des goîtres ordinaires, où l'on voit la portion
de tissu thyroïdien restant s'atrophier après une extirpation partielle. Frappé de l'insuccès constant des
interventions thyroïdiennes, ayant encore sous les
yeux le cas d'une malade qu'il avait successivement
exothyropexiée, puis thyroïdectomisée par quatre
interventions en l'espace de trois ans, M. Jaboulay
conclut que la seule intervention rationnelle sera
celle qui agira sur le grand sympathique. La maladie
de Basedow se présente à lui comme une « excitation
intense du sympathique, que cette excitation d'ailleurs soit primitive et porte sur les divers centres

sympathiques ou secondaires ; qu'il s'agisse d'une lésion bulboprotubérantielle ou d'une maladie du sympathique.

Le 8 février 1896, il pratique la première opération faite jusqu'alors sur le grand sympathique dans la maladie de Basedow et qui consista chez la malade dont nous venons de parler en une sympathicotomie: L'intervention eut pour but de sectionner le sympathique cervical entre le ganglion cervical supérieur et le ganglion moyen. Le résultat en fut satisfaisant, au moins pour l'exophtalmie, qui disparut définitivement. Le goître qui, ultérieurement du reste, devait s'atrophier, les palpitations et le tremblement furent tout d'abord assez peu influencés. La section, en ce point du grand sympathique, avait peut-être seulement supprimé l'action des filets nerveux sympathiques qui se rendent aux muscles péri ou intraoculaires et peu agi sur les rameaux accélérateurs du cœur, surtout sur les filets arrivant au ganglion cervical inférieur par le nerf vertébral.

Quoi qu'il en soit, alors que M. Jaboulay continuait ses interventions sur le sympathique, M. Jonnesco, de Bucharest, pratique à son tour, et pour la première fois le 7 août 1896, une résection partielle du sympathique cervical. Il en revendique la priorité au Xᵉ Congrès de chirurgie de 1896 et apporte les résultats de deux ou trois cas ainsi traités. Dans la séance du 21 octobre, M. Abadie, à la suite de la communication de Jonnesco, expose sa conception du goître exophtalmique comme une irritation permanente des fibres vaso-dilatatrices du sympathique et conclue à la section cervicale de ce nerf. La question se précisait et se généralisait.

Depuis, nombreux sont les chirurgiens qui ont expérimenté la méthode de Jaboulay ; ce furent surtout Soulié qui, le 17 avril 1897, faisait la résection complète des deux sympathiques cervicaux, y compris le ganglion cervical inférieur, Faure, Guérin, Chauffard, Cerkez et Juvara de Bucharest, Combemàle et Gandier, Durand, Peugniez, Témoin, de Delagenière, Gérard-Marchant, Schwartz, Lepage.

Des publications importantes furent faite de tous ces cas par leurs auteurs. A Lyon surtout, où naquit la méthode, elles furent précoces et nombreuses : La première note est de M. Jaboulay, dans le *Lyon Médical* du 22 mars 1896, puis de son interne, M. Gayet, en juillet de la même année, et déjà trois cas sont mentionnés dans la thèse d'Ahmed Hussein (Lyon, 1896). En 1899, parut la thèse de Lorentz, qui mentionne 17 observations de Jaboulay et 10 de Jonnesco. En 1900, « la chirurgie du grand sympathique », de M. Jaboulay, et l'étude si complète d'Herbet, inspirée par Gérard-Marchant. Herbet expose les indications des deux méthodes chirurgicales jusqu'alors employées : thyroïdectomie et sympathicectomie, suivant les formes cliniques : goître basedowifié, maladie de Basedow d'emblée. Malgré son enthousiasme en faveur des interventions sur le sympathique, il rejette comme trop périlleuse la résection totale du sympathique, y compris le ganglion cervical inférieur, à la manière de Jonnesco, et s'en tient à une demi-résection du tronc nerveux partant du ganglion

cervical supérieur jusqu'à la hauteur de l'artère thyroïdienne inférieure, au risque de ne pouvoir diminuer beaucoup ainsi la tachycardie. En 1902, un élève
de Jonnesco, Balacescu publie les résultats de son
maître et en même temps les 55 cas qu'il a pu ras-
sembler.

Depuis cette date, nous trouvons deux observations
dues à Garré, mentionnées dans sa statistique de la
Presse Médicale, de 1908 : résections du sympathique complétées de l'énucléation des nodules intra-
glandulaires et trois cas de ligatures et résections
du sympathique, pratiquées en 1902, par Th. Kocher,
de Berne.

Au XV⁰ Congrès international de Médecine (Lis-
bonne, 1906), Jonnesco fait connaître les résultats
de 25 résections pour maladie de Basedow primitive
complète ou incomplète, avec de nombreuses formes
graves. Tous les opérés auraient complètement
guéri.

En juillet dernier, parut la thèse si documentée du
docteur Alamartine, où l'on trouve un parallèle entre
les diverses méthodes chirurgicales de la maladie de
Basedow, une étude anatomopathologique, pathogénique et clinique de l'affection et les statistiques
des interventions faites en France, à Lyon et à l'é-
tranger.

Enfin, au dernier Congrès de Chirurgie (Paris,
octobre 1910), le traitement chirurgical de la maladie
de Basedow a donné lieu à deux importants rapports
dûs à MM. Delore et Lenormant, et à un certain
nombre de discussions. De l'ensemble des commu-

nications présentées, il ressort nettement que les
chirurgiens ont à l'heure actuelle une préférence très
marquée pour les opérations thyroïdiennes dans la
maladie de Basedow. Les interventions dirigées sur
le sympathique cervical semblent avoir perdu beaucoup de terrain. C'est pour essayer, sinon de les ré-
habiliter, du moins de les apprécier à leur juste valeur, que nous avons recherché, avec la collaboration
du docteur A. Chalier, les opérations des basedowiens
opérés par notre maître, M. le professeur Jaboulay ;
nous avons fait tous nos efforts pour rechercher ces
malades et savoir aussi exactement que possible
quelles furent les suites, immédiates et éloignées, de
leur opération.

Ce travail, essentiellement clinique, est basé sur
30 observations de maladies de Basedow traitées par
une opération sur le sympathique cervical. Ce sont
ces observations que nous donnerons dans leurs
détails.

Nous décrirons d'abord rapidement le procédé de
sympathicectomie auquel M. le professeur Jaboulay
recourt habituellement.

Puis nous envisagerons, dans deux chapitres dis-
tincts, les résultats, immédiats et éloignés, de l'opération.

Nous terminerons enfin par une appréciation générale des interventions sur le sympathique dans la
maladie de Basedow, et par un court parallèle des
indications respectives de la sympathicectomie et des
opérations thyroïdiennes.

Nous remercions notre maître, M. le professeur Jaboulay, dont nous avons eu l'honneur d'être l'externe, de l'intérêt qu'il a bien voulu porter à ce travail, et de l'honneur qu'il nous fait en acceptant la présidence de notre Jury de thèse.

Technique de la Résection du Sympathique cervical

(Procédé de M. Jaboulay)

La résection du ganglion cervical supérieur du sympathique constitue l'opération de choix. Elle se pratique de la façon suivante :

L'opéré, regardant en pleine lumière, est à demi assis ; un coussin rond est glissé sous la nuque de façon à faire saillir le cou.

On mène une incision longitudinale de 10 à 12 centimètres de longueur sur la partie latérale du cou. Cette incision est à peu près parallèle au bord postérieur du sterno cléido-mastoïdien : elle empiète cependant un peu sur ce muscle en haut, où elle remonte, dans la région mastoïdienne, jusqu'à la hauteur du conduit auditif externe. En bas, l'incision ne doit pas dépasser la veine jugulaire externe, dont on doit chercher le relief et que l'on peut faire saillir en la comprimant du côté du creux sus-claviculaire. Ce repère veineux est de la plus haute importance, si l'on veut éviter de blesser le spinal.

L'incision porte sur la peau, le tissu cellulaire sous-cutané avec quelques fibres du peaucier, et l'aponévrose cervicale superficielle.

La gaîne du sterno-mastoïdien ouverte, ce muscle est fortement récliné en avant au moyen d'écarteurs de Farabeuf et maintenu par un aide dans cette position.

On aperçoit alors le feuillet profond de la gaîne du sterno. L'index est introduit dans le tissu cellulaire de la partie inférieure et cherche à créer un trajet du côté des vaisseaux du cou, à la faveur d'un point faible qui se trouve d'habitude au milieu de l'incision. Quelques légers coups de bistouri appliqués avec prudence peuvent l'aider dans ce décollement qui mène sur la veine jugulaire interne, tantôt en avant, tantôt en arrière.

L'existence fréquente de ganglions hypertrophiés et plus ou moins adhérents à la veine rend ce temps parfois difficile et nécessite même assez souvent l'extirpation de ces chapelets adénitiques.

La jugulaire interne reconnue, on la récline en avant ; en arrière et en dedans d'elle, on aperçoit alors le pneumogastrique sous la forme d'un cordon nerveux blanc et régulier. Plus en dedans encore, le doigt explorateur perçoit les battements de la carotide interne.

Le sympathique est le plus souvent en arrière de ce paquet vasculo-nerveux appliqué sur l'aponévrose prévertébrale, se confondant par sa couleur avec les muscles ambiants. On le reconnaît à son renflement supérieur et à son aspect gris rosé. D'autres fois, le sympathique est dans la gaîne des vaisseaux et il a été refoulé en avant par le décollement du paquet vasculo-nerveux.

Le sympathique découvert est bien différencié du pneumogastrique. On le charge sur un fil au moyen d'une aiguille de Cooper ; puis on le dénude en le suivant vers le haut, de façon à bien isoler le ganglion cervical supérieur. Ce temps est des plus délicats, en raison de la profondeur relative de la plaie opératoire et des rapports étroits du ganglion avec la jugulaire et la carotide et avec le pneumogastrique, le glosso-pharyngien et le spinal.

Le sympathique est sectionné au-dessus du ganglion supérieur. Celui-ci est saisi avec une pince à griffe et on sectionne aux ciseaux, au ras des bords, les branches afférentes et efférentes. Des tractions suffisent à sectionner les quelques adhérences supérieures du ganglion.

Après hémostase soigneuse de tous les vaisseaux, artériels ou veineux, pincés en cours de route, on termine rapidement l'opération par une suture cutanée aux crins de Florence. Il est parfois nécessaire de placer provisoirement, pour deux ou trois jours, un petit drain à la partie déclive de la plaie, pour éviter la production d'un hématome.

Le pansement doit être très occlusif. Pour cela, il est nécessaire qu'il soit fixé à la fois sur la tête et sur la poitrine et qu'il recouvre la totalité du cou.

OBSERVATION I

Ch...., Marie, 20 ans, brodeuse, entre salle Gensoul, le
30 novembre 1895, pour un goître apparu à l'âge de 18 ans,
simultanément avec des troubles de la vision et saillie exagérée des globes oculaires. Bonne santé jusqu'alors, pas
d'antécédents névropathiques. A l'apparition de la tumeur,
cessation des règles, qui ne se sont rétablies régulièrement
que cette année. Tremblement et accès de palpitations.

Un médecin, appelé, reconnut la maladie de Basedow.

En 1894, un an après le début de l'affection, la malade
était entrée dans la clinique de M. le professeur Poncet, où
M. Jaboulay lui fit subir une exothyropexie, puis, quelques
mois après, une ablation du lobe droit, complétée au bout
de deux semaines par une incision au thermocautère. Après
chaque intervention, le tremblement diminua et les troubles
cardiaques s'améliorèrent, mais pour reparaître après cicatrisation de la plaie opératoire.

En novembre 1895, la malade entre à Gensoul, avec un
goître appréciable du lobe gauche ; sur la ligne médiane ,
on voit les cicatrices blanches et un peu étalées des premières interventions. Les yeux sont proéminents, le pouls
bat à 104. Pas de paralysies oculaires, mais troubles de la
vue dans les variations d'accommodation. Tremblement très
prononcé des mains. Palpitations à peu près constantes.
Tout travail est impossible, à cause de ces phénomènes et
d'une grande sensation de faiblesse. On pratique l'ablation
de la plus grande partie du corps thyroïde restant (c'est la
4ᵉ intervention sur le goître), qui est suivie d'une amélioration passagère. Bientôt, tous les degrés de la maladie de
Basedow sont portés à leur maximum : le cou recommence
à grossir, aux dépens de la petite partie du corps thyroïde

laissée, le goître régénère rapidement. La malade a de fréquentes crises de larmes ou de rire, le caractère est profondément modifié et on note ce phénomène curieux que les sourcils et de longues mèches de cheveux ont pris une teinte blanche très accentuée. La malade, entrée à la Croix-Rousse dans le service de M. Jaboulay, réclame une nouvelle intervention.

Devant l'échec de tous les autres moyens thérapeutiques, M. Jaboulay pratique, pour la première fois dans la maladie de Basedow, la section du sympathique cervical droit et, 3 semaines plus tard, celle du sympathique gauche. Février 1895. Opérations sans incidents, cicatrisation rapide des deux plaies.

Suites immédiates. — L'exophtalmie rétrocède et diminue beaucoup. Le cou cesse de grossir. Mais la tachycardie et le tremblement persistent encore quand la malade rentre chez elle.

Suites éloignées. — En 1900, on revoit la malade: employée dans une fabrique, elle fait, sans fatigue marquée, une journée de 12 heures, alors que, pendant près de 2 ans avant l'opération, toute occupation un peu pénible lui était absolument impossible. Les yeux sont toujours restés un peu gros, mais leur saillie n'a rien d'exagéré. Le tremblement est imperceptible et, si le pouls est encore assez rapide, les crises de palpitations ont cessé et ne gênent plus la malade dans ses occupations. Quant au cou, il a complètement cessé de grossir et ne présente plus que les cicatrices des multiples interventions antérieures.

OBSERVATION II

P... Cécile, 51 ans, couturière, habitant Lyon, entre le 21 février 1896. Rien de particulier dans les antécédents.

- héréditaires. Réglée régulièrement à 17 ans. Rien à noter
- jusqu'à il y a sept ans, en 1889 ; à ce moment, cette femme
eut des métrorrhagies abondantes pour lesquelles elle consulta à la Charité. On diagnostiqua un fibrome de volume
moyen et on lui fit de nombreuses séances d'électrisation.
En 1894, ce fibrome et les métrorrhagies avaient complètement disparu. C'est à cette date que la malade s'aperçut que
ses yeux grossissaient et que ses mains étaient agitées d'un
tremblement qui la gênait fort dans son métier de couturière. En même temps, son cou grossissait et était animé de
battements précipités. Ces symptômes s'amendèrent sous
l'influence de douches pendant l'été de 1895, sauf le goître et
le tremblement. Lors de son entrée à l'hôpital de la Croix-
Rousse, le 29 février 1896, la malade présente une exophtalmie très accusée et à peu près égale des deux côtés. Sa
vue a beaucoup baissé et, semble-t-il, assez rapidement. On
note larmoiement et sensation fréquente de corps étrangers
dans l'œil gauche. Pupilles égales. Tremblement marqué,
exagéré par moments. Il est du reste généralisé à tout le
corps lorsque la malade est debout, ce qui rend sa démarche
incertaine. Le cou est volumineux, les deux lobes du corps
thyroïde sont également hypertrophiés. La glande a par-
tout une consistance molle et pâteuse. Nulle part de forma-
tion kystique. Battements énergiques. Le cou mesure, à sa
partie moyenne, 31 centimètres et demi. Pouls à 104. Taches
de vitiligo sur le thorax et l'abdomen. Insomnies fréquentes.
Bouffées de chaleur et agitation continuelle. Réflexes rotuliens normaux. L'état général n'est pas mauvais. Toutefois
la malade a beaucoup maigri, ce qu'elle attribue surtout à
l'anorexie et aux vomissements qui ont duré de septembre
1895 à février 1896. Actuellement, l'appétit est revenu complètement et les vomissements ont cessé tout à fait. La malade tousse beaucoup depuis plusieurs mois, sans jamais
avoir eu d'hémoptysie.

Intervention. — Le 7 mars 1896 : section du sympathique
gauche, la pupille gauche se rétrécit et la vision de ce côté

devient meilleure ; les palpitations diminuent un peu, tremblement égal des deux côtés persiste.

Le 20 mars 1896 : section du sympathique droit toujours entre le ganglion supérieur et le ganglion moyen.

Suites immédiates. — Dès le soir, l'exophtalmie, qui avait peu diminué après la première intervention même du côté gauche, s'atténue dans les vingt-quatre heures. Les pupilles deviennent punctiformes, surtout à gauche, où elle reste plus serrée. Le tremblement tenace met plus longtemps à céder ; mais quinze jours après la deuxième intervention il est presque nul. La tachycardie, d'abord diminuée, ne tarde pas à reparaître presque aussi forte qu'auparavant. Le goître rétrocéda lentement : le 18 avril, le cou mesurait encore 31 centimètres.

Suites éloignées. — En 1897, la malade est retrouvée dans un service de médecine où elle était soignée pour cardiopathie et lésions mal compensées. Elle présente encore une certaine exophtalmie, mais bien moins accusée qu'avant l'opération. Il existe toujours un peu de tremblement. Quant au goître, il n'en restait aucune trace : le cou présentait un volume normal et la masse charnue, qui jadis occupait sa face antérieure, avait disparu totalement.

La malade meurt à l'Hôtel-Dieu en 1899, de phénomènes asystoliques.

OBSERVATION III

R..., Félicie, 23 ans, couturière.

Antécédents héréditaires. — Rien à signaler.

Personnels. — Variole à 5 ans, rougeole à 6 ans. Erysipèle de la face à 20 ans, anémie depuis cette époque. Vient dans le service pour des palpitations, de l'exophtalmie et du tremblement. Les palpitations remontent à l'âge de 14 ans ; la malade les attribue à un coup reçu sur la poitrine.

A l'entrée, on note :

1° Corps thyroïde hypertrophié, surtout le lobe droit ; souffle dans cette tumeur. Tour du cou, 40 centimètres ; pas de crises de suffocation.

2° Exophtalmie énorme : les deux yeux semblent luxés, les paupières peuvent à peine se fermer ; l'œil est ouvert pendant le sommeil. Signe de Graefe net.

3° Cœur bat à 130 pulsations à la minute, souffle systolique de la pointe se propageant dans l'aisselle. Battements et turgescence des vaisseaux du cou, thrill et bruit du diable dans les veines. Pouls radial petit, dépressible.

4° Tremblement oscillatoire des extrémités très accusé. Très peu d'albumine, pas de sucre dans les urines.

Intervention. — Le 24 mars 1896, section du sympathique cervical des deux côtés, près du ganglion cervical supérieur, avec résection d'une partie de ce ganglion.

Le 2 avril, les pulsations cardiaques sont encore de 98 à 100, le tremblement a bien diminué, ainsi que l'exophtalmie, le tour du cou est de 37 centimètres. Il persiste un noyau dans le lobe droit.

Le 24 avril, M. Jaboulay se propose de détruire ce noyau qui semble vouloir persister. Il le dénude et constate qu'il saigne facilement. Il applique alors un morceau de pâte de Canquoin de 3 centimètres de long sur 2 centimètres de largeur. Le lendemain, douleurs dans le cou, malaise général. Les jours suivants, dyspnée, cyanose, refroidissement des extrémités, suintement sanguin de la plaie du cou. — Six jours après l'application de la pâte de Canquoin, la malade meurt.

A l'autopsie on trouve : reins énormes, congestionnés. Œdème des deux poumons, cœur petit, graisseux, avec taches laiteuses sur les parois du ventricule droit ; pas de lésion valvulaire. Cerveau légèrement congestionné.

OBSERVATION IV

M... Joséphine, 17 ans, couturière à Lyon-Villeurbanne.

Dans les antécédents, on trouve la mère et une tante goî-
treuses. Personnellement, aucune affection avant l'âge de
13 ans. A ce moment, le cou commence à grossir et, un an
après, à la suite d'une émotion assez vive, surviennent
brusquement les symptômes basedowiens : exophtalmie,
goître, tachycardie. L'hydrothérapie et les toniques donnent
peu de résultats. Le 16 décembre 1895, à la suite d'une con-
trariété, les symptômes redoublent d'intensité et l'ictère
apparaît.

La malade entre à l'hôpital en juin 1896, avec une exophtalmie très marquée, signe de Stelwag, pas de signe de Graeffe.
Le goître, de la grosseur du poing, est animé de battements
très visibles : on perçoit un thrill vibratoire et un souffle
continu avec renforcement systolique ; la tumeur qui inté-
resse surtout le lobe thyroïdien droit, présente une consistance uniforme ; le tour de cou : 40 centimètres. On note à
la radiale une tachycardie à 150 pulsations. Des palpitations
très pénibles reviennent au moindre effort et à la moindre
émotion. Il existe un tremblement rapide, à petites oscillations, permettant néanmoins les travaux de couture. Grande
émotivité.

Intervention. — Le 30 juin 1896, anesthésie à l'éther.
Incision rétromastoïdienne et section des deux sympathiques cervicaux : à gauche, le ganglion cervical moyen est
isolé par section de quatre à cinq branches afférentes, puis
le tronc lui-même coupé au-dessous du ganglion. A droite,
même manœuvre, mais le tronc est sectionné au-dessous du
ganglion. Sutures.

Suites immédiates. — Le soir même, l'exophtalmie a

presque complètement disparu ; légère hyperhémie des conjonctives et de l'oreille droite. Au bout de trois jours, le pouls est tombé à 120 pulsations ; le quatrième jour, il y a une diminution de 2 centimètres et demi du tour de cou. Le septième jour, pouls à 100, tour de cou : 37 centimètres au lieu de 40 avant l'opération. Les palpitations et les tremblements n'ont plus reparu. Le huitième jour, la malade quitte l'hôpital, ses deux plaies cicatrisées et très satisfaite du résultat. M. Gayet, à cette époque, la présente à la Société de médecine de Lyon.

Suites éloignées. — Aujourd'hui, un an plus tard, l'amélioration obtenue a persisté. L'exophtalmie et les palpitations ne sont pas revenues, le cœur bat à 90 pulsations à la minute, le tremblement manque au point que la jeune fille peut broder. Seule, l'hypertrophie thyroïdienne a récidivé. L'état général est excellent, la jeune femme est grasse et forte.

En 1904, c'est-à-dire huit ans après l'opération, la malade va bien. Nous avons appris de sa sœur les renseignements qui suivent :

Le goître avait diminué de plus de la moitié de son volume ; les yeux étaient beaucoup moins gros. L'essoufflement et les palpitations n'avaient réapparu qu'à deux ou trois reprises depuis la sortie de l'hôpital. L'état général était extrêmement bon. On nous dit que la malade avait un « appétit féroce » et avait un embonpoint exagéré pour ses 25 ans. Elle exerce toujours la profession de couturière et travaille comme si elle n'avait jamais été malade. Subitement, dans les premiers jours de juin 1905, elle est obligée de s'aliter à cause de l'essoufflement et d'une sensation de fatigue intense. Elle tousse beaucoup et se met à maigrir avec une rapidité effrayante. L'essoufflement s'accroît de jour en jour, et la malade devient « bleue ». Elle meurt le 11 juin 1905, après quinze jours de maladie.

OBSERVATION V

G..., Marie, 66 ans, concierge.

Entré à St-Paul le 6 janvier, avec un goître volumineux qu'elle portait depuis sa jeunesse, quand est apparu le tremblement à la suite d'une frayeur, il y a trois ans. Exophtalmie à peine marquée. Pas de troubles de la vision. Le cou mesure 39 centimètres 1/2.

Intervention. — 20 janvier 1897, ablation bi-latérale du ganglion sympathique cervical supérieur.

Suites immédiates. — On note le 28 janvier 1897 : disparition du tremblement, le volume du cou est de 38 centim., soit diminution d'un centimètre et demi.

La malade était guérie, lorsqu'elle prit la grippe compliquée de bronchopneumonie qui entraîna la mort. Le volume du goître semblait encore avoir diminué dans les derniers jours, mais on n'a pris aucune mensuration.

OBSERVATION VI

D..., Marguerite, 30 ans, employée de commerce à Lyon.

Rien à signaler dans les antécédents héréditaires. — Personnellement, a eu la rougeole et une typhoïdette. L'an dernier, troubles gastriques qui ont à peu près disparu actuellement.

Depuis quelque temps, palpitations très gênantes et, il y a trois mois environ, elle remarqua que son cou augmentait de volume. En outre, elle ressentait fréquemment des bouffées de chaleur, des céphalées et du tremblement à l'occasion d'une émotion. Lors de son entrée dans le service, elle présentait un corps thyroïde hypertrophié, surtout au niveau du lobe droit : le cou mesurait 33 centimètres de circonférence au point le plus saillant. Exophtalmie double bien accusée. Pupille un peu dilatée. Pas de trouble fonctionnel de la musculature de l'œil. Pas de larmoiement. Tremblement très rapide. Crises fréquentes de tachycardie, pouls variant entre 100 et 110.

Intervention. — Le 19 janvier 1897, trois jours après l'entrée de la malade dans son service, M. Jaboulay pratique l'ablation bilatérale du ganglion cervical supérieur, du ganglion moyen et du cordon sympathique intermédiaire avec la technique suivante : Incision le long du bord postérieur du muscle sternocléïdo-mastoïdien droit. On tire en haut ce muscle et on passe entre lui et le splénius ; on aperçoit alors le paquet vasculonerveux et derrière lui, à sa partie supérieure, le ganglion cervical supérieur, que l'on sectionne en son milieu. Puis on prolonge l'incision cutanée, on tire toujours le sternocléïdo-mastoïdien en haut et en avant et on suit le cordon du sympathique. La jugulaire externe a dû être sacrifiée. Enfin section du grand sympathique juste au-dessus du ganglion cervical inférieur, le ganglion moyen est à peine apparent, c'est un très léger renflement. On suture les lèvres de la plaie. Même intervention à gauche, avec incision de la peau sur une longueur de 12 à 15 centimètres, mais la jugulaire externe a pu être conservée. Le ganglion moyen gauche est plus volumineux qu'à droite. Tous les deux sont envoyés à l'examen histologique.

Suites immédiates. — Dès le lendemain, on note une diminution considérable de l'exophtalmie. La température, montée à 39°, est redevenue normale. La malade, pendant ces 24 heures, a eu plusieurs accès de tachycardie : 160.

Les jours suivants, la malade va bien : depuis deux jours, plus de palpitations, un peu de torticolis à droite. Les yeux sont rentrés dans leur orbite et ont perdu en partie leur éclat particulier. La malade peut lire à une très grande distance, le tremblement est presque nul, le pouls marque encore 100 à 110 à la minute. Cou à 31 centimètres 1/2.

Le 10 février 1897, la malade quitte le service, métamorphosée au point de vue de la physionomie et enchantée des résultats acquis.

Suites éloignées. — Trois ans après : le goître, qui avait complètement rétrocédé, s'est reformé en partie, mais le cou ne frémit plus et ne bat plus. La jeune femme qui, avant son opération, ne pouvait tenir un verre, est capable aujourd'hui de marquer le linge : les autres symptômes ont tout à fait disparu. L'état général est excellent, les règles sont revenues normales, l'opérée a engraissé de 5 kilogr., elle peut travailler debout 10 heures par jour, et il n'est pas rare qu'elle fasse le dimanche une journée de travail supplémentaire. Elle est capable de gravir le cinquième étage où elle habite plusieurs fois par jour.

Septembre 1910 : Nous venons de revoir la malade : elle a eu deux enfants et tient actuellement un magasin de chaussures, où elle a l'occasion de travailler beaucoup. C'est elle qui nous a reçu et elle s'est prêtée de très bonne grâce à notre examen : nous n'avons trouvé que deux cicatrices au cou et aucune trace de goître. Les yeux sont tout à fait normaux, sans le plus léger éclat. Nous avons compté au pouls 74 pulsations. Aucune trace de palpitation ni d'esoufflement ne s'est montrée depuis longtemps déjà. On doit parler ici, non pas d'amélioration, mais d'amélioration progressive ayant abouti à la guérison complète et durable.

OBSERVATION VII

L... Barbe, 62 ans, journalière, née à Metz. Entre le 26 juillet 1897 dans le service de M. Jaboulay, salle Saint-Paul de l'Hôtel-Dieu. Antécédents héréditaires nuls, mère myope. Antécédents personnels : il y a vingt ans, la malade eut à plusieurs reprises des abcès aux bras et au thorax ; il y a douze ans, elle eut la fièvre typhoïde, mais, quoique grave, sans aucune complication notable.

Mariée, elle eut une fille qui jouit d'une bonne santé actuellement et mère de deux enfants.

La malade déclare avoir eu toujours les yeux un peu gros et asymétriques et être un peu myope. Mais il y a seize ans, elle s'aperçut en s'habillant que son cou grossissait et elle remarqua à ce moment une petite grosseur médiane, bien inférieure au goître d'aujourd'hui. Jusqu'à ces dernières années, aucune complication n'est venue s'ajouter à l'hypertrophie thyroïdienne ; seulement elle accuse un symptôme bizarre, elle transpire abondamment et redoute la chaleur.

Depuis quatre ans, les symptômes se sont aggravés. Le cou augmenta de volume au point qu'il gênait sensiblement la respiration et la phonation. Les palpitations se sont montrées, les jambes se dérobent sous la malade. Point de tremblement de mains.

A l'entrée on note :

Exophtalmie droite très accusée, tandis qu'à gauche elle est nulle. Mais relevée par le procédé de la carte, elle existe toujours, quoique fort peu. L'œil droit fait une saillie considérable avec une pupille très dilatée, néanmoins elle réagit à la lumière. Pas de signe de de Graefe. La myopie est à dix-huit dioptries (M. Dor). Commencement de cataracte du côté droit.

Le goître est assez volumineux, paraît plonger derrière le sternum et produit des signes de compression. Difficulté respiratoire, nocturne surtout, à tel point que la malade croit étouffer.

Voix et toux rauques depuis le commencement du goître (au dire de la malade). Tous les lobes du corps thyroïde sont également pris. Pas de tremblement, palpitations après le repas, des fatigues qui sont pénibles.

Cependant, pas de tachycardie, soixante-deux pulsations à la minute, rien au cœur.

La malade est devenue un peu plus vive, plus impressionnable ces dernières années.

Faiblesse générale très marquée.

Rien dans les urines, ni sucre, ni albumine.

Intervention. — Le 28 juillet, section du sympathique droit suivant le procédé habituel de M. Jaboulay, avec la seule particularité qu'on a trouvé un sympathique bifide au-dessus du renflement supérieur. M. Jaboulay en sectionne les deux branches.

Suites immédiates. — Immédiatement après l'opération, on remarque une rétrocession considérable de l'exophtalmie, mais chute légère de la paupière supérieure.

Le 7 août, la malade sort de l'hôpital ayant quelques légères douleurs du côté du cou correspondant à la région opérée, mais elle est satisfaite de son opération.

Le 15 octobre, la malade vient se faire examiner. La saillie oculaire a presque disparu, la malade se montre très satisfaite, monte et descend le quatrième étage très facilement. La pupille a beaucoup diminué, quoique un peu plus dilatée que du côté opposé.

Plus de vasodilatation conjonctivale.

Le goître a énormément diminué et depuis l'opération elle n'a eu aucun trouble de suffocation, plus de compression, plus de dyspnée. La voix rauque est devenue claire et normale.

Suites éloignées. — En 1910, nous n'avons pu revoir la malade, mais nous avons appris qu'elle est hospitalisée dans un asile de vieillards, où elle vit dans un état de santé bien satisfaisant pour ses 75 ans : son cou est toujours un peu fort, mais ses yeux n'ont rien d'anormal, et la personne qui l'a rencontrée il y a quinze jours à peine n'a remarqué chez elle ni tremblement, ni oppression.

OBSERVATION VIII

J...., Marie, 45 ans, dévideuse, entre le 2 juillet 1897, dans le service de M. Jaboulay.

Antécédents héréditaires. — Mère nerveuse, emportée, malmenant sa fille, dit la malade.

Antécédents personnels. — Excellente santé jusqu'à 25 ans. Réglée, mais toujours irrégulièrement, depuis l'âge de 14 ans. Ménopause à 43 ans. Début de l'affection pour laquelle la malade vient à l'hôpital, à 25 ans, par l'hypertrophie du corps thyroïde, puis vint l'exorbitisme, suivi lui-même, peu de temps après, d'un tremblement intense, empêchant la malade de travailler. Après un traitement médical, fait dans le service du professeur Renaut, où la malade séjourna plusieurs mois, elle quitta l'hôpital, peu satisfaite.

Mariée, un enfant mort-né, sa grossesse n'avait influé en rien sur la marche de la maladie, qui est restée stationnaire jusqu'à la ménopause. A cette époque, il y a deux ans, aggravation de tous les symptômes, qui sont les suivants à l'entrée : exophtalmie bilatérale très accusée, l'occlusion complète des paupières est impossible, les pupilles sont dilatées, l'acuité visuelle a baissé (brouillards, mouches volantes).

Goître considérable. Tremblement des mains continuel devenant très intense sous l'influence des émotions. Les palpitations forment le symptôme capital de la maladie. Elles deviennent excessivement pénibles sous l'influence du moindre effort.

Au cœur, on perçoit un souffle systolique, doux à la pointe, sans propagation du côté de l'aisselle. Le pouls est petit, régulier, battant 76-80 à la minute. Œdème des jambes, poussées d'urticaire, bouffées de chaleur. Pas d'ovarie, mais abolition des réflexes cornéen et pharyngien. Céphalalgie violente. Insomnie presque complète, dormant au maximum une heure par nuit. Pas d'appétit, constipation habituelle, jamais de vomissement, jamais de diarrhée. Oppression considérable, un peu de toux, quelques signes de bronchite.

Urine normale en qualité et quantité.

Intervention. — Le 6 juillet, M. Jaboulay pratique la section bilatérale du sympathique cervical. M. Jaboulay mit 4 minutes pour faire cette opération de chaque côté.

Suites immédiates. — On note immédiatement après l'opération : Respiration : 26. Pouls au lit 64, debout 70, après la marche, 78. On a remarqué une vasodilatation considérable et bilatérale des vaisseaux de la conjonctive, une diminution sensible de l'exophtalmie et le resserrement pupillaire. Le soir même, la malade déclare se sentir plus calme et ferme plus facilement les yeux. Le 7 juillet, la malade déclare qu'elle serait bien sans la toux qui a un peu augmenté depuis l'anesthésie ; elle a eu, en outre, un peu d'amygdalite. R = 20. P = 60 à la minute. L'exophtalmie diminue de plus en plus, le tremblement est stationnaire, la malade n'a pas de palpitations depuis cette nuit, mais elle n'a pas dormi.

Les jours suivants, le sommeil revient de plus en plus calme. Tous les symptômes continuent à s'amender, sauf le tremblement, y compris l'exophtalmie.

Depuis l'opération, a persisté une légère douleur, occupant les parties latérales du cou et de la tête. La respiration devient de plus en plus calme, les mouvements respiratoires sont plus simples et moins fréquents.

Deux mois après l'opération, le 15 septembre 1897, la malade quitte l'hôpital. M. Aurand l'ayant examinée au point de vue de l'accommodation, dit que l'état en demeure stationnaire. L'amélioration s'est maintenue, la vasodilatation oculaire a disparu complètement, la malade monte et descend facilement les escaliers, dort la nuit, vaque à ses affaires. Le caractère lui-même a bénéficié de l'intervention.

L'examen histologique des ganglions enlevés, pratiqué soigneusement par le Docteur Bonne, n'a présenté rien de particulier au point de vue anatomique, sauf peut-être la présence de grains de pigment disséminés dans le tissu conjonctif et qui, d'ailleurs, peuvent être attribués à l'involution normale, les ganglions étaient parfaitement sains.

Suites éloignées. — La malade a, en ce moment, 59 ans et habite la Croix-Rousse, où elle est marchande des quatre-saisons. Malgré les mouvements que nécessite sa profession et son âge déjà un peu avancé, cette femme est en bonne santé. Son tremblement, qui avait été le plus rebelle après l'opération, est certainement le symptôme qui en a bénéficié le plus dans la suite. L'exophtalmie n'est pas aussi considérable qu'avant la résection du sympathique, mais elle existe encore nettement et le goître a été peu influencé à longue comme à brève échéance. La malade éprouve encore fréquemment des palpitations, de la dyspnée et une sensation incommode d'énervement. Néanmoins, son pouls est calme et l'état général assez bon. Octobre 1910, treize ans après l'intervention.

OBSERVATION IX

M... Elisa, 30 ans, institutrice, demeurant à Romanèche-Thorins (Saône-et-Loire), entrée salle Saint-Paul, n° 47, le 22 novembre 1897.

Rien dans les antécédents héréditaires.

Personnellement, aucune maladie à signaler. Réglée à 12 ans, régulièrement depuis, jusqu'en 1895, où les époques sont devenues irrégulières et ont disparu complètement il y a dix mois.

Le début de l'affection remonte à deux ans ; à la suite de surmenage, le cou de la malade aurait commencé à grossir par le milieu, puis sur les côtés. Les forces diminuent et l'amaigrissement survient. Le goître aurait subi des alternatives d'augmentation et d'atrophie sous l'influence de l'hydrothérapie. L'essoufflement est contemporain du goître, ainsi que des troubles vasomoteurs des membres inférieurs. L'exophtalmie a été constatée un an après l'apparition du goître ; la mère de la malade dit qu'à certains moments, et surtout l'été dernier, le visage de celle-ci était effrayant.

Le tremblement date aussi d'un an, et la malade, institutrice, peine beaucoup pour écrire. Son caractère est devenu triste, mélancolique, très susceptible. L'appétit est quelquefois énorme, la malade dit cependant avoir beaucoup maigri ; l'hiver dernier, en trois mois, elle aurait perdu 25 kilos. Constipation légère. Soif vive.

A l'entrée : le cou présente une tumeur développée en forme de croissant, de la grosseur d'une mandarine de chaque côté, indolore, mobile avec la trachée. Tour de cou : 35 centimètres. A la surface, réseau veineux très développé. Battements des carotides qui soulèvent la tumeur d'un mouvement rapide.

L'exophtalmie est très nette, surtout à droite, légèrement douloureuse depuis huit jours. Bonne vue.

Le tremblement qui a été très intense est en ce moment peu accusé, et la malade écrit facilement. Les doigts cependant vibrent rapidement quand on fait étendre la main sans grande amplitude.

Pas de dyspnée au lit, mais le simple geste de soulever une chaise, fait apparaître un essoufflement considérable. La voix est un peu rauque depuis trois, quatre mois.

Les battements du cœur sont accélérés à la moindre surprise physique ou morale, ils ébranlent la paroi. On compte 128 systoles à la minute. Souffle intense à la base du cœur. Œdème marqué des jambes, fugace pendant la nuit. Actuellement peu d'appétit depuis un mois, pas d'autre trouble digestif. Pas d'albumine.

On note encore un fibrome de la paroi à la fosse iliaque gauche. Avant l'opération, on compte à la radiale 156 pulsations.

Intervention. — Le 24 novembre 1897 :

1° Incision partant de l'apophyse mastoïdienne gauche, sur 10 centimètres environ, entre le splénius et le sterno-mastoïdien. On récline le paquet vasculonerveux par un écarteur, le sympathique a été soulevé avec les vaisseaux. On voit très nettement le ganglion supérieur, mais pour éviter toute méprise on recherche le pneumogastrique qui est écarté. Résection du sympathique gauche sur 3 centimètres environ ; à ce moment, le pouls tombe à 120 pulsations, mais on ne note aucun phénomène pupillaire, tandis que l'exophtalmie disparaît presque instantanément, la lagophtalmie n'existe presque plus ;

2° A droite, on recherche de même le sympathique qui est plus petit que le gauche. En raison de sa teinte grisâtre, on le distingue d'emblée du pneumogastrique. On y résèque également 3 centimètres et, avec lui, le ganglion cervical supérieur. Au pouls, 128 pulsations. Pas d'hémorragie, une seule ligature. Fils métalliques pour la peau, pansement simplement occlusif.

Suites immédiates. — Au soir, 38°2. Le lendemain matin, 40°3 ; pouls rapide, facies anxieux.

Le soir, 38°7 ; pouls, 130. La malade est moins essoufflée, elle a moins soif qu'hier. On a noté quelques *crachats sanguinolents* la nuit dernière ; l'état général redevient bon. Les pupilles sont punctiformes, dilatation vasculaire de la conjonctive, à droite. L'exophtalmie a diminué, le goître aussi, tour de cou : 33 centimètres.

Le 28 novembre, quatre jours après l'opération, pouls à 100. Température à 37°4 ; la malade va très bien.

Le 29, pouls à 96. Persistance de souffle au cœur.

Le 30, pouls à 90.

Le 1er décembre, pouls à 100 ; la température atteint 38°4 et la malade tousse ; le 2 décembre, pouls à 105 ; température, 38°5 ; elle s'y maintient jusqu'au 5 décembre, le pouls est alors à 100. Subitement, la malade meurt dans la nuit, onze jours après l'opération qui semble n'avoir pas été la vraie cause de la mort. Mais on n'a pas fait d'autopsie.

OBSERVATION X

G... Eléonore, 55 ans, tisseuse, habitant Lyon, ne présente rien de particulier dans ses antécédents, la dernière de douze enfants. Il y a trois ans, sans cause appréciable, la malade se sent prise de faiblesse et son entourage lui fit observer que ses yeux devenaient saillants. Elle fit à cette époque un séjour d'un mois dans le service de M. Teissier. Néanmoins l'exophtalmie continua à s'accuser et bientôt apparurent du tremblement et de la tachycardie. Il n'y avait aucune trace de goître. Pour ces symptômes, la malade fit dans le service de M. le professeur Lépine deux séjours consécutifs en juillet 1895 et en janvier 1896. On lui fit absorber du corps thyroïde en nature et en extrait sans aucun résultat.

Le 25 janvier 1897, la malade entre salle Saint-Paul dans le service de M. Jaboulay. Le facies de la malade est vraiment terrifiant, l'exophtalmie est énorme, l'œil gauche presque expulsé de son orbite. Tremblement rapide très net surtout à l'occasion des mouvements, la malade ne peut saisir un verre plein sans que le liquide soit projeté à terre. Surexcitation nerveuse très grande et violents accès de colère pour les motifs les plus futiles. Bouffées de chaleur, pas de goître, vue normale. Les symptômes les plus inquiétants à l'entrée sont des crises de tachycardie et de la dyspnée avec râles nombreux aux deux poumons. En raison de leur fréquence et du mauvais état général, on crut toute intervention impossible et dangereuse. Pouls entre 100 et 110.

Intervention. — Cependant, le 26 janvier 1897 on pratique l'ablation double du ganglion cervical supérieur du sympathique.

Suites immédiates. — Trois jours après l'opération, la physionomie avait perdu son expression terrible : les yeux, en particulier le gauche, étaient presque complètement rentrés dans l'orbite. La malade avait retrouvé son calme ; il n'y avait plus de trace de tremblement. Et surtout, ce qui était plus remarquable encore, c'était la disparition des crises paroxystiques de dyspnée si pénibles avant l'opération. La malade respirait facilement et pouvait monter les escaliers presque sans aucune oppression huit jours après l'intervention. Toutefois la tachycardie avait persisté à 100-110 et dans les moments d'émotion s'élevait même à 120, mais l'angoisse précordiale avait disparu et les palpitations qui faisaient surtout souffrir la malade. La vue était excellente, vu l'âge de la malade qui offrait encore une amplitude d'accommodation de quatre dioptries alors que, d'après la courbe de Donders, une femme de 55 ans ne doit avoir qu'une amplitude de 1,75 dioptrie (examen de M. Dor).

Le 11 février, la malade quittait le service dans l'état le plus satisfaisant.

Suites éloignées. — Huit mois après, M. Jaboulay va visiter son ancienne malade. Elle habite un logement au cinquième étage qu'elle gravit quatre ou cinq fois par jour, elle qui ne pouvait sortir de son lit sans être oppressée. De plus, elle fait des journées régulières de dix heures de travail comme laveuse. Elle n'a plus d'exophtalmie, plus de palpitations, plus de dyspnée, plus de tremblement. La guérison persiste, guérison vraie et non amélioration.

Septembre 1910. — Notre ancienne malade n'a pu être retrouvée, non plus que sa nouvelle adresse. Une de ses voisines nous dit qu'elle faisait un métier très pénible et menait une existence très précaire. Quand elle a quitté son logement il y a déjà sept ans, l'exophtalmie n'avait pas réapparu et les yeux étaient ceux d'une personne bien portante.

OBSERVATION XI

Marie S..., 43 ans.

Aucun antécédent héréditaire. Personnellement réglée à 17 ans, petite vérole à 18 ans, très émotive, pleure facilement. Depuis un an et demi, développement du corps tyroïde, surtout du lobe droit, occasionnant de temps à autre de l'étouffement, de la dyspnée marquée pendant les efforts. Depuis deux mois la tumeur tend à se généraliser au lobe médian, et des crises de tachycardie et surtout d'étouffement font leur apparition et obligent la patiente, surtout pendant la nuit, à se réveiller et à rester assise.

A l'entrée dans le service on note :

Tumeur thyroïdienne occupant le lobe droit, avec un noyau sur le lobe gauche, animée de battements ; tour du cou, 34 centimètres, pas de gêne de la déglutition ni de la respiration durant la journée. R = 21 à la minute.

Tachycardie arythmique, souffle systolique à la pointe, pouls petit, irrégulier à 116.

Phénomènes nerveux peu prononcés. Diminution de la force musculaire, lassitude au moindre mouvement. Réflexe rotulien notablement exagéré.

Légère exophtalmie gauche, acuité visuelle diminuée. Réflexe pupillaire conservé, accommodation défectueuse. Bourdonnement d'oreille, la malade entend un peu difficilement.

Le 4 avril, on remarque du tremblement au globe oculaire gauche.

Le 9 avril, tour du cou : 36 centimètres.

Intervention. — On fait une sympathicotomie gauche complétée d'élongation du pneumogastrique du même côté pendant 20 secondes.

Le 12, tour du cou : 34 centimètres.

Suites immédiates. — Huit jours après, la malade quitte le service en parfait état, tous les phénomènes morbides ayant disparu. Les deux yeux sont égaux. La malade est enchantée.

OBSERVATION XII

B..., Henry, 57 ans, employé, habitant Lyon, entré le 25 mai 1898, salle Saint-Louis, n° 22. Mort le 11 juin 1898.

Père mort de maladie de cœur. Mère morte d'affection pulmonaire. Pas d'antécédents nerveux dans la famille. Frère et sœur actuellement bien portants. Personnellement, le malade a eu la rougeole et il a toujours été très nerveux et très impressionnable. Fut précoce au point de vue génital. Pas d'excès alcooliques, ni maladies vénériennes. Abus du tabac. Marié à 21 ans et demi ; deux enfants en bonne santé. Début du goître, il y a huit ans ; traité par l'iodure, qui le fit disparaître en partie, le cou étant toujours demeuré un peu gros. A l'occasion d'un accident, la maladie actuelle a débuté par du tremblement continu et violent, qui s'est réduit et persiste avec l'intensité que l'on peut apprécier en ce moment. Deux ou trois mois après l'accident, le malade tombe peu à peu dans un état de faiblesse assez grande et perd l'appétit. A la suite d'une quinte de toux, il prit subitement une hernie inguinoscrotale assez volumineuse, qui fut opérée par M. Villard, en juillet 1897. Pendant ce temps, le malade consultait divers médecins et suspendait fréquemment son travail ; on lui prescrivait le séjour à la campagne, régime lacté, digitale, etc.. Depuis octobre 1897, sa faiblesse l'oblige à s'aliter et il reste au lait jusqu'en mars, l'appétit est un peu revenu depuis. Le malade entre dans le service le 23 mai 1898.

On observe : tachycardie marquée à 100-110 pulsations, palpitations pendant la marche, s'accompagnant de dyspnée quand le malade monte un escalier. Pouls irrégulier, arythmie cardiaque ; les bruits au cœur sont forts. On ne trouve rien à l'orifice aortique, mais un souffle systolique assez rude et constant à l'appendice xiphoïde. Jugulaires dilatées battant sous la peau depuis l'accident, pas de pouls hépatique. Œdème des jambes, après la marche, sans varices. Circulation complémentaire au niveau face antérieure du thorax. Ventre ballonné non ascitique. Temporales flexueuses.

Tremblement peu marqué au repos, mais exagéré à la fin d'un interrogatoire, quand le malade est fatigué. Ne s'exagérant pas dans les mouvements volontaires. Il aurait notablement diminué depuis l'accident.

Les yeux sont en exorbitisme assez marqué. Néanmoins, les paupières se ferment bien, pas de signe de Graefe. Pupilles égales.

Le goître, peu apparent, consiste, sur la ligne médiane, en un lobule thyroïdien arrondi, peu visible. Tour de cou = 36 centimètres et 46 centimètres au début, il y a huit ans.

Digestions régulières, mais pesanteur à l'épigastre après les repas et peu d'appétit. En deux ans, le malade a perdu 22 kilogs. Maux de tête assez fréquents. Selles normales et régulières.'

Râles de congestion aux deux bases. Urines claires un peu rouges, disque assez épais et diffus d'albumine, pas de sucre.

Intervention. — Le 29 mai 1898 : opération à gauche. Excision de la partie inférieure du ganglion cervical supérieur avec un centimètre environ de cordon sympathique. Au moment de la section, accélération marquée du pouls, puis, au bout d'un instant, il se ralentit et devient plus plein. On constate de suite que l'ouverture de la fente palpébrale gauche a un peu diminué. Au point de vue opératoire, le malade va bien, il peut monter le surlendemain l'escalier d'un étage sans effort. Myosis à gauche et ptosis, pouls à 104 le 1er juin. La matité cardiaque déborde de deux travers de doigt le bord droit du sternum, pointe dans le Vᵉ en dehors du mamelon. Choc en dôme. Souffle systolique intense à l'appendice stiphoïde. Arythmie variable. Les vaisseaux du cou battent violemment, sans souffle, transmettant l'éclat du deuxième bruit aortique. Jugulaires distendues, pouls veineux, battements épigastriques, dilatation énorme et battement des veines de la partie supérieure du thorax, vers Vᵉ espace. Pouls radial petit, bondissant, de tension moyenne. Le tremblement a beaucoup diminué ; tour de cou = 34 centimètres. Foie douloureux à la pression, débordant les fausses côtes. L'albumine a disparu.

Suites immédiates. — Le 7 juin, pendant la nuit, la température s'élève. Ce matin, on constate un érysipèle de la face : nez fortement œdématié. Les symptômes de la maladie de Basedow demeurent tels qu'après l'opération. La température atteint 39°, puis 39°5 le 10 juin. Teinte ictérique des conjonctives ; les urines déposent fortement et répandent une odeur ammoniacale. L'œil gauche demeure très affaissé et rentré.

Le 11 juin, T baisse d'un degré, mais le malade présente des menues profuses, une asthénie et lassitude extrêmes. On fait un litre de sérum artificiel. Cependant, le malade meurt à 3 heures, le même jour. C'est sa quatrième atteinte d'érysipèle, les trois autres ayant eu lieu à 14, 22 et 50 ans.

OBSERVATION XIII

G... Claudine, 24 ans, domestique à Jallieu (Isère). Entrée
salle Saint-Paul le 18 juillet 1898, n° 43. Mère morte tuberculeuse, pas d'hérédité nerveuse. Personnellement, la malade
a toujours été impressionnable, mais sans avoir jamais eu
de crises. Réglée à quinze ans régulièrement. Soignée pour
chlorose entre 15 et 18 ans. Il y a quatre ans, la malade
était au service d'une dame un peu démente : elle eut alors
beaucoup de peines morales et de surmenage physique.
C'est à cette époque qu'elle a commencé à trembler. Le
tremblement s'est accentué progressivement et des douleurs
d'estomac, pesanteur ou cuisson, diminution énorme de
l'appétit sont apparues concomitamment. Pour ces symptômes nerveux et gastriques, la malade a passé deux mois
dans le service de M. Audry, à la Croix-Rousse, il y a un an ;
elle en est sortie bien améliorée par l'hydrothérapie ; mais
recrudescence des symptômes au bout de quelques jours.

A l'entrée :

L'état général n'est pas mauvais, bien que la malade pré-
tende avoir beaucoup maigri. Depuis quelque temps, elle
éprouve des douleurs fugaces. Les yeux sont gros, peu
saillants. Les paupières se ferment facilement, mais la malade dit que, par moments, l'occlusion en est pénible. La
vue a baissé un peu. Les muscles moteurs du globe paraissent intacts, à part les droits internes dans les mouvements
de convergence qui sont difficiles, le regard suit le doigt
dans toutes les directions. Les pupilles sont un peu dilatées
et réagissent paresseusement à l'accommodation.

Le cou est de volume moyen : à peine perçoit-on une
petite grosseur répondant au corps thyroïde ; la malade
n'éprouve pas de peine à respirer. Quelquefois cependant,

à la suite d'émotions, elle ressent une constriction à la gorge.

Le tremblement est assez intense aux membres supérieurs, surtout aux doigts ; il est plus accusé le matin, diminue le soir, est accru par les émotions. Il est moins marqué aux membres inférieurs, ses oscillations sont peu étendues, mais se suivent assez rapidement. Le tremblement rend l'écriture difficile, surtout lorsqu'on fait écrire la malade très lentement.

Au cœur, les bruits sont bien frappés, rien aux orifices. Mais tachycardie intense sans arythmie. L'observation note 170. Rien aux poumons, urines normales.

Intervention. — Le 1er août 1898 : section bilatérale du sympathique cervical au-dessous du ganglion supérieur.

Suites immédiates. — Le 2 août, les yeux sont moins saillants, la malade n'éprouve pas la moindre difficulté à fermer les paupières. Le pouls est tombé à 90 pulsations à la minute. Le tremblement a diminué et presque totalement disparu.

Le 10 août, la malade ne ressent plus de palpitations. L'écriture est à peu près correcte (la malade dit n'avoir jamais mieux écrit). Le pouls est toujours à 90, soit une diminution de la moitié de la fréquence environ. Les pupilles sont plutôt un peu resserrées ; elles réagissent bien aux deux modes. Persistance de quelques troubles vaso-moteurs (sensation de chaud et de froid sans cause extérieure).

Le 17 août 1898, la malade quitte le service considérablement améliorée et très satisfaite du résultat obtenu.

Suites éloignées. — La malade, rentrée chez elle, a pu reprendre ses occupations, mais elle partit presque de suite pour l'Algérie et nous avons seulement pu savoir qu'elle était morte en 1900 de phtisie pulmonaire.

OBSERVATION XIV

T..., Pauline, domestique, 23 ans, entrée salle St-Paul, le 9 août 1898.

La mère a toujours été très nerveuse, sœurs anémiques, la malade a longtemps présenté les mêmes troubles. Réglée irrégulièrement à 12 ans, anémie et phénomènes nerveux (irritabilité, émotivité) à 16 ans, jamais de crises. Enfin, depuis 25 mois, troubles basedowiens caractérisés par du tremblement, de la tachycardie avec essoufflement et l'hypertrophie du cou qui date de 15 mois. Il y a un an, M. le professeur Poncet institue un traitement à la pommade iodo-iodurée qui n'a donné aucun résultat ; il y a deux mois, l'hydrothérapie, aidée de la cessation d'un travail pénible, amène une amélioration très marquée (l'appétit revient, l'éréthisme général se calme). Mais les troubles s'exagèrent à nouveau et la malade entre à l'hôpital.

On constate :

1° Au cœur, tachycardie très marquée et variable avec les émotions et les mouvements (110-115-120 pulsations à la minute), sans faux-pas ni intermittences. Battements énergiques de la pointe à 1 centimètre 1/2 de la ligne mamelonnaire. A l'auscultation, le premier bruit à la pointe est un peu allongé, mais bien frappé. Rien aux orifices, sinon à l'orifice tricuspidien (premier bruit nettement allongé et par moment assourdi). A l'orifice pulmonaire, dédoublement du premier bruit réalisant assez nettement le bruit de galop. Pas d'hypertrophie proprement dite ; au niveau des carotides, souffle systolique dur, râpeux, très intense. Au niveau des jugulaires, il y aurait eu un souffle, au dire de la malade, d'après un médecin. Mais actuellement l'intensité du souffle carotidien masque tout.

Comme autres troubles vasculaires, la malade aurait eu de la cyanose et ressenti des vertiges.

2° Le goître, pas très volumineux, occupe en demi-collier la région inférieure du cou, plus marqué à droite. D'ailleurs il a débuté à droite et n'existe à gauche que depuis quelque temps. Il atteint, en son point le plus élevé, une ligne passant à un centimètre au-dessus de l'os hyoïde, à droite, il dépasse le sternocléïdo-mastoïdien. Tour du cou au-dessus du goître, 26 centimètres ; périmètre au niveau du goître, 35 centimètres. A la palpation, résistance assez grande. Pas de noyaux. Frémissement assez net, mais réductibilité peu marquée. A l'auscultation, bourdonnement avec renforcement artériel. La tumeur grossit quand la malade se penche en avant. La tumeur s'étale dans le décubitus dorsal ; les émotions accroissent son volume.

3° Les troubles oculaires sont peut-être les plus marqués. Exorbitisme très prononcé, surtout à gauche, au point qu'il est impossible à la malade de fermer les yeux. Elle dort en lagophtalmie. L'exophtalmie serait augmentée par les émotions, la station inclinée. Il en résulte :

a) L'impossibilité de fermer les paupières et la présence de la pupille derrière la paupière supérieure (S. de Stelvag).

b) L'ouverture palpébrale est agrandie.

c) La malade dort les yeux ouverts. On n'a pas nettement le S. de de Graefe (défaut de synergie entre les mouvements de l'œil et de la paupière). Il y aurait eu du larmoiement (S. de Berger). Enfin, le signe de Möbius se présente ainsi : objet à 25 centimètres, convergence parfaite, mais quand l'objet arrive à 4 ou 5 centimètres, brusquement l'œil droit diverge en dehors et l'œil gauche continue à fixer l'objet. On note encore une certaine photaphobie, la malade aime mieux « les temps de pluie », elle accuse des mouches volantes dans la partie supérieure du champ visuel.

4° Le tremblement est le symptôme qui inquiète surtout la malade ; au membre supérieur, tremblement total : les doigts sont animés de mouvements rapides plus marqués que ceux du bras, à l'occasion surtout des mouvements volontaires. Outre les petits mouvements continus dont la totalité de la main est agitée, on note de petites secousses survenant toutes les quatre ou cinq secondes et déterminant un mouvement d'extension, puis de flexion d'un ou deux doigts. Aux membres inférieurs, le tremblement est au moins aussi marqué qu'au membre supérieur. Pied en extension. Pas de mouvements des orteils individuelle- ment. A la langue, tremblement fibrillaire, retrait, puis propulsion de la langue (d'ailleurs peu marqués).

La malade a des crampes et surtout très nettement le dérobement des jambes de Charcot Marie. Il faut, du reste, mettre simplement ce symptôme au compte de la faiblesse dont se plaint la malade.

5° Douleurs névralgiques qui n'existaient pas avant l'affection actuelle. Elles sont plus intenses du côté droit. Troubles vasomoteurs : la malade est particulièrement sensible au chaud. Bouffées de chaleur fréquentes. Depuis 15 mois, début de la maladie, les règles n'ont pas apparu, mais les pertes blanches sont abondantes.

Troubles digestifs : anorexie, diarrhée, appétit irrégulier.

Troubles intellectuels consistant en irritabilité, cauche- mars, dépression. Jamais de crise.

Intervention. — 9 août 1898 : Section bilatérale du sympa- thique cervical supérieur.

Suites immédiates. — Le lendemain déjà, chute de la tachycardie, le pouls bat à 100 et même à 95.

Plus d'exorbitisme, les paupières se ferment absolument bien. Etat plus calme, sommeil tranquille. (Photographie, p. 75. Chirurgie du Sympathique, Jaboulay).

Le 17 août 1898 : Exophtalmie très peu marquée et l'amélioration apparue au lendemain de l'opération et même immédiatement après, s'est bien accentuée. Trem- blement beaucoup moins intense qu'auparavant. Tachy- cardie moindre, variable (environ 90). Goître diminué :

32 centimètres. Il n'existe plus d'impossibilité à la convergence, sauf un léger spasme. Etat général très amélioré. Sommeil plus facile. Vision plus nette.

Suites éloignées. — Grâce à l'amabilité du Dr Ricateau, de Crest, nous avons pu retrouver la malade et obtenir d'elle les renseignements suivants, dans sa lettre du 1er juillet 1900 : « Je suis heureuse de vous dire que je suis dans un état florissant, surtout depuis quatre ans que je suis mariée, et pourtant je travaille beaucoup : on me dit souvent que je travaille trop. Les docteurs d'ici, que j'ai dû voir quelquefois, ont toujours écouté avec beaucoup d'intérêt ce que je leur racontais au sujet de l'opération que M. Jaboulay m'a faite. » Suivent des paroles de reconnaissance. Dans sa lettre du 30 juin 1910, le docteur Ricateau a bien voulu nous fournir des indications plus précises : « Votre ancienne malade est mariée et habite Nîmes. Les suites de son opération ont été bonnes : L'exophtalmie a diminué, il a persisté un peu de tachycardie et la malade a eu fréquemment de la diarrhée, — un avortement à deux ou trois mois et pas de grossesse. »

OBSERVATION XV

Joséphine F..., 18 ans, repasseuse. Entrée le 21 octobre 1898 à St-Paul, n° 31. Sa grand'mère maternelle aurait eu un goître latéral gauche, mais sans exophtalmie. Mère morte à la Charité de suites de couches. Cinq frères ou sœurs bien portants. Une sœur de 11 ans 1/2 avait eu la chorée. Père grand buveur d'absinthe. La malade a eu la rougeole en bas âge, qui lui a laissé une cécité presque complète de l'œil droit et de la surdité du même côté. Premières règles il y a un an, régulières pendant trois mois, puis aménorrhée

encore persistante. Nous remarquons que cette cessation
des règles coïncide à peu près avec la date où sont apparus
les phénomènes basedowiens. Il y a trois ans que la malade
présenta des phénomènes d'anémie : pâleur, essoufflement,
œdème des malléoles, perte d'appétit. Son métier de repasseuse la fatigue beaucoup, par suite de la station verticale
qu'elle est obligée de garder toute la journée, et aussi de la
chaleur de l'appartement où elle travaillait. Elle se place alors
comme bergère à St-Genis-Laval, au service d'une femme
qui s'enivrait et la battait souvent. La malade, craintive,
aurait présenté à ce moment des mouvements incessants
des bras et des jambes, qui disparaissaient au bout d'un
quart d'heure pour revenir à la moindre cause provoca-
trice. Puis, peu après, au moment du rétablissement de ses
règles, la malade s'aperçut qu'elle prenait des palpitations,
surtout en marchant vite et en montant les escaliers. En
même temps un goître apparaissait et grossissait.

La malade entra alors à l'Hôtel-Dieu, dans le service de
M. le professeur Teissier, il y a quatre mois. On constata
du tremblement, un pouls à 110, un cou de 33 centimètres
de circonférence. Le 19 décembre, elle entre à Saint-Paul,
dans le service de M. Jaboulay.

Actuellement, on est frappé par le goître et l'exophtalmie :
les yeux sont saillants, pas de signe de de Graefe, mais
l'occlusion des paupières est imparfaite, les conjonctives
sont bleutées.

Le goître assez volumineux, peu mobile suivant les mouvements du larynx, animé de battements, sans souffle.
Circonférence du cou, 33 centimètres 1/4. Le cœur bat très
vite à 130, régulièrement sans lésions. Les carotides battent
violemment. La malade s'émotionne facilement, elle est
craintive et peureuse. Anorexie. Respiration assez fréquente,
rien à l'auscultation ni aux autres organes. Marche pénible,
dérobement des jambes. Les mains tremblent ; l'écriture
est tremblée quand la malade écrit lentement, l'écriture
rapide est impossible. Sensation classique de chaleur. Pas

de signe d'hystérie, mais léger degré d'anesthésie à l'avant-
bras gauche et aux jambes, moins marquée cependant.
Réflexes normaux.

Intervention. — Le 20 décembre 1898, M. Jaboulay pratique l'élongation bilatérale du grand sympathique cervical,
qui a duré environ une minute pour chaque côté. Le
ganglion supérieur est beaucoup plus gros à gauche qu'à
droite, les tissus sont injectés. Pendant l'élongation on
constate, quant au pouls, deux phases très nettes : accélération brusque et intense, puis ralentissement presque
aussi brusque avant que l'élongation eut cessé. Le soir
même, le tremblement a diminué ; l'exophtalmie a subi
une diminution frappante, l'éclat des yeux et l'expression
du visage sont modifiés, la malade est calme. Pouls à 144,
température 37°8.

Le 22 décembre, dyspnée violente, tachycardie à 144,
mais la malade « sent moins son cœur ». Le goître n'est
pas modifié comme volume, les battements ont cessé. En
somme, le tremblement a disparu, l'agitation nerveuse
n'est plus aussi intense qu'avant l'opération, l'exophtalmie
est moindre et on remarque du larmoiement, de la sialorrhée, de la vasodilatation faciale et conjonctivale, du
ptosis. Des râles de congestion et d'œdème aux bases,
attribuables à l'éthérisation vraisemblablement, peuvent
expliquer la tachycardie, la dyspnée et la température de
38°7 du 23 décembre au soir. Douleurs occipitales assez
intenses.

Le 26 décembre, larmoiement, sialorrhée, vasodilatation
faciale et conjonctivale disparaissent.

Le 4 janvier 1899, persistance de l'exophtalmie et disparition complète du tremblement. L'écriture est parfaite, la
marche beaucoup plus facile. La malade, couchée, saisit
aisément un objet sur la planchette de son lit, sans se
retourner. Goître, 33 centimètres, pouls à 120 ; la malade a
retrouvé le sommeil et l'appétit. (Photographie, p. 80.
Chirurgie du grand sympathique. Jaboulay).

Suites éloignées. — La malade a été revue au mois de mai 1910, c'est-à-dire au bout de 12 ans, par MM. Patel et Leriche, au Dispensaire : la maladie de Basedow est guérie : pouls cependant un peu rapide, autour de 100 dans les efforts, regard vif, mais sans exophtalmie, à peine un léger goître.

La malade présente une tuberculose pulmonaire en évolution.

Le mari de cette femme, actuellement en traitement salle Saint-Sacerdos, nous déclare que la malade est restée bien améliorée par l'opération, et tousse depuis deux ans environ.

OBSERVATION XVI

B... Jean, 43 ans, tisseur à Panissières (Loire), passe à Saint-Louis le 29 octobre 1898. Antécédents héréditaires : mère morte à 74 ans d'affection pulmonaire. Père âgé de 71 ans, bien portant. Quatre frères bien portants, une sœur névropathe.

Personnellement : rougeole dans l'enfance, le malade s'est toujours bien porté depuis. Dysenterie à la caserne. Marié à 26 ans, deux enfants en bonne santé. Existence calme, pas d'alcoolisme, quelques excès de tabac. L'affection actuelle a débuté il y a cinq ans : il constata alors que tout travail pénible l'oppressait beaucoup. Son cou grossissait un peu ; le malade attribuait ces symptômes aux récents ennuis qu'il avait eus. Son caractère était devenu emporté et irascible. Depuis lors, le cou a continué à grossir avec recrudescence l'an dernier et pénibles accès de suffocation. A cette date il s'aperçut que sa main tremblait continuellement et qu'il écrivait difficilement ; l'entourage lui fit observer que ses yeux devenaient saillants. Jamais de palpitations.

Le malade a suivi plusieurs traitements : iodures, médication thyroïdienne qui amène des vomissements, de l'amaigrissement et l'augmentation de son goître. Il est allé à Vichy, où une cure hydrothérapique l'a soulagé, sauf les vomissements. Il a perdu cinq kilogrammes.

A l'entrée : on note état général satisfaisant. Exophtalmie considérable. Signe de Graefe très net, pas de s. de Stelwag ni de Möbius.

Cou notablement augmenté de volume ; hypertrophie générale du corps thyroïde avec frémissement vasculaire très net. Les mains sont animées d'un tremblement vibratoire caractéristique. L'écriture est tremblée.

Au cœur, tachycardie notable à 168. Eréthisme vasculaire généralisé. Souffle dans la région mésocardiaque ne se propageant pas. Troubles vaso-moteurs au niveau de la face et de la poitrine.

Le malade est très excité et répond avec volubilité aux questions qu'on lui pose. Pas de sucre ni albumine. Pas d'œdème.

Intervention. — Le 1ᵉʳ octobre 1898 : résection du ganglion cervical supérieur des deux côtés.

Suites immédiates. — Le lendemain, l'exorbitisme a sensiblement diminué. Quoique le tremblement n'ait pas complètement disparu, le malade écrit facilement et très lisiblement.

Pouls à 100.

Le 30 octobre 1898, l'amélioration a persisté et le malade sort.

En 1902, le malade va toujours bien, il a engraissé considérablement et travaille comme journalier. On disait de lui dans le pays que c'était un « rude travailleur ». Le goître avait beaucoup diminué, ainsi que le tremblement et la grosseur des yeux. Il est mort le 29 septembre 1903 de diabète et de tuberculose pulmonaire en très peu de temps.

Toutes les personnes qui le connaissaient avaient considéré sa maladie comme guérie par l'opération.

OBSERVATION XVII

Malade X..., âgée de 37 ans, cachectique aux membres inférieurs, œdémateuse ; la tachycardie était à 160 pulsations par minute, le cou mesurait 35 centimètres, l'exophtalmie était considérable.

Intervention. — Sympathicotomie qui consista dans l'ablation du ganglion cervical supérieur, le pouls tomba à 100 puis à 90, l'exophtalmie disparut et le cou diminua de deux centimètres. Le lendemain de l'opération, la température était le matin de 40°, le soir de 38°5 et baissait encore le surlendemain. Les fils de la plaie étaient enlevés le sixième jour après l'opération et la malade paraissait à ce moment guérie de sa maladie, lorsqu'elle se mit à tousser et à expectorer ; elle se cachectisa encore et mourut le dixième jour.

Autopsie. — M. Leclerc, médecin des hôpitaux, trouva, pour expliquer la mort, de la congestion de la base du poumon droit. Cette congestion du poumon droit doit être considérée comme accidentelle et sans aucune relation avec la section du sympathique ; quand cette complication est survenue, la malade était guérie complètement de son opération, et s'il se fût agi de trouble vaso-moteur, il eût été observé à la fois dans les deux poumons.

Quant à l'hyperthermie du lendemain de l'opération, elle doit être attribuée à ce fait, que l'infirmière qui préparait la malade ayant cru à une opération sur le goître, avait vigoureusement brossé la saillie thyroïdienne et produit ainsi la fièvre thyroïdienne par résorption de substance du corps thyroïde. Il résulte donc que la mort, survenue dix jours après l'opération et après que la malade eût passé la durée des symptômes opératoires et qu'elle eût vu disparaître un à un tous les symptômes morbides de la maladie dont elle souffrait énormément, on conçoit fort bien, d'après les preuves de l'autopsie, que cette mort est due à la lésion pulmonaire et que la sympathicotomie n'y est pour rien.

OBSERVATION XVIII

G...., Caroline, 25 ans, domestique à Lyon, entre salle St-Paul, n° 53, le 25 mars 1899.

Mère vivante et bien portante ; père mort de maladie d'estomac ; un fils mort de rhumatismes ; quatre enfants bien portants. Personnellement, réglée à 13 ans, et elle constate alors que son cou augmentait de volume. A 18 ans, sensation de fatigue, au moment des menstrues, d'ailleurs régulières, et, en même temps, apparition des palpitations, surtout à l'occasion d'un effort ou l'ascension d'un escalier. A 18 ans, le cou devient très volumineux, progressivement, jusqu'à 24 ans ; il est dès lors très développé en avant et sur les côtés, où il atteint presque la nuque. Dans les efforts, il est le siège de battements et d'une sensation de gêne pénible. Palpitations fréquentes et très accentuées. Embonpoint considérable. Il y a trois mois, traitement par l'iodure de K et la teinture de Mars. La malade s'en trouva bien et l'embonpoint redevint normal, mais le goître ne varia guère et les palpitations augmentèrent encore. Les yeux, un peu gros, ont diminué.

A l'entrée, on remarque le facies pâle de la malade ; elle parle difficilement, depuis que son cou a grossi. C'est [un goître médian, avec deux masses sur les côtés, qui battent vigoureusement, surtout quand la malade remue. Ces battements sont isochrones aux systoles cardiaques, dont on compte 140 à la minute.

Les palpitations et des douleurs abdominales sont les symptômes les plus gênants à la malade, ainsi que les battements du cou et une sensation de gêne pendant la déglutition des solides.

L'exophtalmie peu accentuée permet la fermeture des paupières ; les globes sont très mobiles dans tous les mouvements.

Le tremblement est assez net, rendant difficiles dés travaux, comme la couture.

Eréthisme cardiaque, bruits forts sans souffle. La polyurie de l'an dernier a disparu.

Intervention. — 28 mars 1899. Résection bilatérale du ganglion sympathique cervical supérieur. A la suite :

Suites immédiates. — L'exophtalmie a diminué notablement, les yeux sont normaux. Le pouls est toujours à 140.

Un peu d'agitation. Le 30 mars, la malade est plus calme et se trouve mieux.

Elle part avec encore un peu de tachycardie et quelques palpitations, sérieusement améliorée, quant à son goître et à ses yeux.

Suites éloignées. — Septembre 1910 : La malade a quitté Lyon, une fois mariée. Elle vient d'avoir son troisième enfant. Elle habite dans l'Ain, à la campagne, où elle tient un café. En plus de son travail de l'intérieur et des soins dans le ménage, cette femme va encore aux champs, où elle aide à son mari. Nous n'avons pu avoir de renseignements plus techniques : cependant, le frère de la malade, qui habite la Croix-Rousse, nous dit que le tremblement et les palpitations n'ont pas réapparu, que les yeux et le goître sont beaucoup moins gros qu'avant l'opération. En tous cas, la malade n'est nullement gênée dans ses occupations multiples et son pénible travail.

OBSERVATION XIX

R..., Jeanne, 20 ans, domestique à Lyon, entre salle St-Paul, lit n° 62, le 21 avril 1899.

La malade a une observation, salle B. Teissier, de juillet 1895 à juillet 1895. On y lit : Pas d'antécédents héréditaires, rougeole à 8 ans, nerveuse, réglée à 15 ans. Séjour chez M. Garel, à St-Pothin : œdème des jambes. L'affection actuelle remonterait à mai 1895 : goître avec souffle continu, palpitations, exophtalmie, peu de tremblement, pouls à 100. Pas de stigmates hystériques, urines normales. Amaigrissement progressif de 28 kilogs 500 ; anorexie tenace, ayant nécessité le gavage. Traitement au drap mouillé et à la vératrine. Peu de résultats, sauf engraissement. En juin 1898, la malade revient, avec les mêmes signes de la maladie de Basedow. On l'envoie à St-Paul le 13 mars 1899 : M. Jaboulay lui fait alors une thyroïdectomie. Dans cette observation, on a noté : le 1er avril 1899, la malade sort ; les signes basedowiens sont les mêmes et elle rentre aussitôt le 20 avril de la même année.

A ce moment, on remarque : exophtalmie n'empêchant pas l'occlusion des paupières. Pupilles un peu dilatées, égales ; pas de paralysies oculaires. Pouls à 100. Goître encore un peu gros.

Intervention. — Consiste en résection des deux ganglions cervicaux supérieurs, le 2 mai 1899.

Suites immédiates. — Pouls à 130 ; pas de changement bien notable dans l'état de la pupille ; diminution de l'exophtalmie ; conjonctives injectées.

Le 5 mai 1899 : pouls diminué à 100.

Suites éloignées. — La malade revient le 4 janvier 1900 : à sa sortie du service, il y a un an, la malade était mieux et

a pu reprendre son travail : les palpitations avaient diminué, les symptômes généraux s'étaient améliorés. Mais,
depuis quinze jours, la malade s'est mise à tousser jour et
nuit, sans cracher rouge, et a un peu de dyspnée paroxys-
tique, avec quelques frissons au début, sans point de côté.

Les palpitations ont recommencé, l'exophtalmie est toujours un peu accusée, mais il n'existe pas de tremblement.
Perte d'appétit, digestions pénibles. Quelques signes pulmo-
niaux. Sensation de chaleur.

Nous venons de voir les parents de notre ex-malade :
malheureusement, ils ne l'ont plus revue depuis fin 1908,
quoique la sachant toujours placée et travaillant comme
domestique. « En 1908, l'amélioration avait persisté, nous
dit le père, surtout au point de vue palpitation et essoufflement. Le cou était moins gros, les yeux toujours aussi saillants. » Malgré cela, une amélioration certaine a persisté,
puisque la malade, qui avait dû entrer à l'hôpital, ne pou-
vant plus travailler, a repris et continue son métier de domestique, depuis onze ans.

OBSERVATION XX

Maria P..., 32 ans, de Reyssouse (Ain), tailleuse, entre
salle Saint-Paul, le 19 avril 1899.

Rien à signaler dans les antécédents héréditaires. Personnellement réglée à 15 ans 1/2, d'abord régulièrement ;
depuis dix années environ, les époques durent huit jours
et s'accompagnent de douleurs violentes. Tempérament
nerveux, sans symptôme d'hystérie.

L'affection actuelle a débuté il y a quatorze mois, mais
depuis deux ans la malade n'était pas dans son état naturel :
elle ne pouvait travailler le soir, à cause d'une fatigue

intense et de douleurs dans le dos, apparues depuis une marche prolongée dans la neige.

Tout d'abord, se montre le tremblement très gênant pour une personne qui vit de son métier de couturière ; en même temps apparaît une faiblesse très accentuée dans les jambes, rendant parfois la marche impossible. Puis l'exophtalmie et le goître, il y a dix mois. Les palpitations survenues il y a quatorze mois, sont allées en augmentant d'intensité. La malade fait un séjour d'un mois et demi à l'hôpital de Pont-de-Vaux, au mois de juillet 1898, où elle fut traitée par le bromure et l'iodure de potassium et l'enveloppement mouillé ; à la suite, il survient une légère amélioration. L'an dernier, pendant six mois, à partir de juin, les règles de la malade furent entièrement suspendues.

A l'entrée, on est frappé, tout d'abord, en regardant la malade, par une exophtalmie très accusée. Les paupières ne peuvent arriver entièrement au contact l'une de l'autre. Il n'y a pas de paralysies oculaires : le globe de l'œil est suivi par la paupière supérieure lorsque la malade contracte son droit supérieur.

Le goître est assez marqué, surtout en avant ; il est symétrique et présente une consistance assez molle, est animé de battements isochrones aux pulsations cardiaques et un thrill très net. On y entend un souffle systolique.

Lorsqu'on fait étendre la main de la malade, on la voit animée d'oscillations lentes sur le bras, les doigts oscillent latéralement sur la main d'un mouvement plus rapide.

Au niveau du cœur : palpitations continuelles sans répercussion dans le goître. Les palpitations sont accrues par le mouvement qui fait naître de l'essoufflement. Choc cardiaque très violent, ébranlant le thorax, battements épigastriques. Souffle à maximum dans le septième espace intercostal gauche, doux, se prolongeant pendant la systole ventriculaire ; le deuxième bruit semble dédoublé. Le pouls bat à 120 à la minute, de très faible tension.

La malade a beaucoup maigri, mais son état reste stationnaire : céphalées violentes, diarrhée continuelle : 4 à 5 selles par jour. Sensation de chaleur ininterrompue. Température, 37°3. Certains jours, la malade a de la polyurie.

Intervention. — Le 25 avril 1899, section du sympathique cervical gauche.

Le 1er mai, section du sympathique droit.

Le 5 mai, on note : Les palpitations ont un peu diminué, le pouls est à 108. L'exophtalmie est bien moindre des deux côtés ; mais l'état général n'est pas bon à cause d'une violente bronchite que vient d'avoir la malade. Elle quitte le service sans qu'on ait conservé de traces de son état.

Suites éloignées. — Septembre 1910 : Nous venons de retrouver la malade onze ans après l'opération ; une personne qui habite la maison voisine, nous écrit les lignes suivantes : « Le cou a tellement diminué, qu'il est plutôt petit. Si les yeux sont encore un peu saillants, votre ex-malade ne s'en plaint pas, elle trouve qu'ils sont normaux. Les palpitations réapparaissent de temps à autre, mais le tremblement a totalement disparu. Ce dont la fille P.... se plaint actuellement, c'est de douleurs d'estomac et de maux de tête. Puis elle est infirme et marche en se balançant des deux côtés. Avant l'opération, elle prenait souvent des syncopes ; celles-ci sont revenues il y a deux ou trois ans ; elle en a eu une le mois dernier, mais elle a été d'autant plus surprise que l'intervalle entre deux accidents avait été long. L'état général ne peut être considéré comme très bon, car il faudrait une meilleure nourriture et moins de fatigues à cette femme, journalière et presque sans ressources, dont la jeunesse a connu bien des souffrances. Je suis prêt à vous fournir tous les autres renseignements pour l'étude d'une guérison que j'ai fort remarquée en son temps ».

OBSERVATION XXI

D... Louise, 42 ans, teinturière, habitant Lyon, entre salle St-Paul, n° 36, le 21 janvier 1899. Père mort de cancer, mère de maladie de foie ; aucun antécédent chez les collatéraux. A part la variole, bonne santé personnellement. Réglée à 17 ans, irrégulièrement et péniblement ; pneumonie il y a trois ans. En juillet dernier, la malade remarque l'apparition d'un goître en même temps que le tremblement de ses mains, son essoufflement en montant l'escalier, et elle s'était mise à maigrir.

On constate, à l'entrée : goître moyen, surtout saillant à droite ; il a été plus gros et a diminué par une pommade ; néanmoins, il est gênant pour la déglutition. Les vaisseaux du cou le soulèvent et battent violemment.

Le pouls bat à 100, régulier et fort.

L'occlusion des yeux se fait bien, malgré un léger degré d'exophtalmie ; pas de signe de Graefe. Vue faible, myopie.

Tremblement accusé aux mains. Amaigrissement très marqué. La marche est difficile, les jambes se dérobent. Sensation de chaleur exagérée. Rien au cœur, que d'intenses palpitations et contractions violentes. Ces palpitations avaient déjà apparu il y a quatre ans, à l'occasion de la vive douleur que ressentit la malade à la mort de sa mère.

Intervention. — 25 janvier 1909 : à gauche, puis à droite, résection du sympathique cervical sur une longueur de un centimètre.

Suites immédiates. — Le 26 : pouls à 120 ; la malade a de la contracture des mâchoires et de la dysphagie. Sialorrhée, larmoiement, soif vive.

Le 28 : pouls à 150 ; râles secs et muqueux, à base droite en arrière, arythmie.

Le 29 : ralentissement du pouls et irrégularité ; mort dans l'agitation.

Le 31, autopsie : lésions de congestion pulmonaire à droite et de broncho-pneumonie ; on voit le pus sourdre des alvéoles à la section du parenchyme.

OBSERVATION XXII

D... Françoise, 22 ans, employée à Lyon, entre salle Saint-Paul le 7 mai 1899, lit n° 38.

Parents bien portants, le père a le cou « un peu fort ».

Personnellement, aucune maladie qu'un état général anémique.

Il y a un an, la malade s'est aperçu que son cou grossissait au milieu, puis des deux côtés ; en même temps, elle a ressenti des palpitations qui ont augmenté avec son goître.

La voix est devenue plus grave, bon appétit, mais gêne dans la déglutition.

A l'entrée : l'aspect de la malade n'est pas très particulier ; les yeux ne sont pas très brillants, le goître est volumineux, bilatéral, douloureux par moments, transmettant bien les battements des carotides. La compression des jugulaires ne donne que légèrement le facies basedowien. La malade est très nerveuse, les lèvres sont serrées, les membres très fréquemment agités de tremblements. Le pouls est régulier et bat 114 à la minute. Le goître est formé de trois masses : deux latérales, une médiane ; les deux latérales sont de même volume mal délimitées de l'isthme. Les carotides soulèvent les deux lobes latéraux. Peau normale.

De temps à autre, sensation de chaleur et sudation exagérée. Œdème des jambes le soir.

La malade, très grosse autrefois, a maigri au fur et à
mesure que son cou prenait de l'importance. Elle a eu de
la diarrhée il y a quinze jours, maintenant elle est cons-
tipée.

Rien au cœur.

Intervention. — Le 1er mai 1899 : section du sympathique à
gauche.

On note rétrécissement de la pupille gauche et resserrement de la fente palpébrale très notable par comparaison
avec l'œil droit. Un peu de larmoiement; pas de sialorrhée.
La malade mouche beaucoup. Pouls à 136.

Le 6 mai 1899 : même intervention à droite.

Suites immédiates. — Trois semaines après, la malade
quitte le service très améliorée subjectivement, surtout
quant à ses yeux.

OBSERVATION XXIII

F... Joseph, 45 ans, professeur à Bourg (Ain), entre salle
Saint-Louis, n° 13, le 3 août 1900, pour une maladie de
Basedow, vraie avec évolution rapide et présentant comme
symptômes une exophtalmie considérable et un éclat des
yeux donnant au malade un aspect terrifiant, un goître très
gros, du tremblement et de la tachycardie. Ces phénomènes
s'étaient montrés depuis un an et demi environ. Le malade avait un caractère très emporté depuis cette date, mais
ne présentait aucun symptôme d'asystolie.

Intervention. — Le 11 août 1900, M. Jaboulay fait une
sympathicectomie unilatérale avec résection de la moitié du
ganglion cervical supérieur, et quelques jours plus tard la
même intervention de l'autre côté.

Suites immédiates. — Le malade va bien au point de vue

exophtalmie, tremblement et tachycardie qui ont cédé de moitié ; le cou est aussi un peu moins gros ; mais la grosse amélioration porte sur le caractère qui est devenu soudain paisible et calme. Cette amélioration persiste pendant un an environ ; quand, au bout de ce laps de temps, le tempérament emporté du malade se manifeste à nouveau : le cou recommence à grossir, le malade se plaint de battements. Une cure d'hydrothérapie fait céder en partie ces symptômes, mais pour quelques jours seulement. Le malade se décide à une nouvelle opération et se confie au Dr Kocher, de Berne, qui lui fait une hémithyroïdectomie. Le soir même l'exophtalmie aurait énormcment regressé, mais le malade est mort presque subitement le lendemain soir.

OBSERVATION XXIV

B... Claude, 29 ans, cultivateur à Viré (Saône-et-Loire), entré à Saint-Sacerdos, le 10 juin 1902.

Père et mère vieux, mais en bonne santé. Tout le monde dans la famille a le caractère vif, mais il ne connaît pas de maladie nerveuse. Personnellement il a eu de l'incontinence d'urine jusqu'à un âge assez avancé, mais très rare cependant. Excellente santé jusqu'à l'âge de vingt ans. Il s'engage alors dans l'infanterie de marine, est envoyé au Sénégal où il séjourne deux ans et prend la fièvre intermittente, puis en Cochinchine et au Cambodge pendant deux ans, où il contracte la dysenterie. Séjour d'un mois et demi à l'hôpital de Saïgon pour cette dernière maladie qui fut très grave. On l'évacua sur l'hôpital Saint-Mandrier à Toulon, où il resta un mois.

Il était alors très faible et avait remarqué qu'il tremblait des mains, des jambes et de tout le corps depuis le début de sa dysenterie. Convalescence, retour à Toulon, où il essaie de reprendre son service, mais en février 1902 cet homme se mit à perdre ses forces et à tousser. Le médecin militaire qu'il consulta lui découvrit un goître dont il ne s'était pas aperçu. A ce moment, apparition de l'exophtalmie ; le tremblement persiste, palpitations faciles. Il avait perdu douze kilogrammes en quelques mois ; on le réforme.

C'est à ce moment qu'il entre à l'Hôtel-Dieu de Lyon. On note sur lui le tableau classique complet de la maladie de Basedow.

Goître formé par une hypertrophie massive du corps thyroïde, à laquelle participent également les deux lobes.

Exophtalmie sans signe de Helwag.

Tremblement des doigts, des mains et même des membres inférieurs qui sont agités d'une trémulation incessante quand ce malade de 29 ans est debout.

Tachycardie à 114 : le cœur frappe violemment contre la paroi thoracique. Danse des artères, battements épigastriques intenses ; souffle extracardiaque à la pointe, sans propagation.

Urines : pas d'albumine.

Rien aux poumons ; le malade tousse légèrement ; une diarrhée assez fréquente persiste : huit à dix fois par vingt-quatre heures.

Le malade a pris chaque jour depuis son entrée 60 centigrammes de quinine et 3 grammes de bromure. Son état est resté stationnaire.

Intervention. — 24 juin : M. Jaboulay pratique la résection bilatérale du ganglion cervical supérieur du grand sympathique. A droite, le ganglion supérieur et le tronc qui lui fait suite, sont très augmentés de volume et comme boursouflés : on dirait une tumeur diffuse du cordon sympathique.

Suites immédiates. — Sitôt après l'opération, l'œil droit est très rentré.

Le 30 juin : grande diminution de l'exophtalmie.

Le goître a peu diminué, mais il est devenu plus dur. Amélioration des palpitations et du tremblement ; l'éréthisme du cœur et du pouls s'est un peu calmé.

Suites éloignées. Le malade meurt en octobre 1902 à l'hôpital de Mâcon, où nous avons trouvé comme seul diagnostic : diarrhée chronique.

OBSERVATION XXV

M... Lucie, 21 ans, ménagère, à Saint-Rémy (Ain), entrée le 29 octobre 1904, salle Saint-Pierre, Hôtel-Dieu, n° 18.

La mère de la malade est atteinte de goître exophtalmique (Dʳ Micaud). Personnellement, pas de maladie à signaler. Pour la première fois, à la suite d'une grippe, il y a trois ans, la malade ressent de l'essoufflement. Depuis deux ans, tremblement. Une tuméfaction du cou est apparue il y a dix-huit mois, mais avant elle sensations de chaleur, diarrhée par crise.

Enfin, datant de trois mois, une exophtalmie très nette. Tous ces symptômes s'accompagnent de sensation de faiblesse et d'épuisement. C'est dans cet état que la malade est envoyée à la Clinique chirurgicale de M. le professeur Jaboulay par le Dʳ Agniel, de Bourg.

A l'examen : la malade présente une tuméfaction du corps thyroïde. L'isthme a une hauteur de 6 centimètres et demi du cricoïde à la fourchette sternale. Le lobe droit est considérablement augmenté de volume, remontant à un centimètre environ au-dessous de l'angle du maxillaire, le lobe gauche beaucoup moins, à 4 ou 5 centimètres seulement de l'angle de la mâchoire. La circonférence du cou à 5 centimètres au-dessus de la fourchette sternale est de 37 centimètres. Le goître recouvert par la peau est d'apparence normale et d'une consistance uniforme et élastique. Bat avec le pouls.

L'exophtalmie, dont la malade s'est aperçue depuis trois mois, est assez prononcée : la malade ne se plaint pas de troubles visuels. Eclat des yeux nettement marqué. Musculature intrinsèque des yeux et extrinsèque non touchée ; toutefois, l'œil gauche converge mal, et on remarque la trémulation des paupières pendant l'occlusion.

La zone de matité cardiaque est légèrement augmentée de surface. L'inspection décèle l'énergie des contractions du cœur mieux senties encore. Les bruits sont renforcés, sans souffles. Le pouls radial est fort, tendu, régulier. Les carotides battent violemment, ébranlant le goître. Le 7 novembre, au matin, on compte 74 au pouls à la minute. Œdème des jambes après la marche. La malade a eu des crises de palpitations qui ont cessé depuis deux mois. La déglutition des liquides se fait bien, mais la malade est obligée de boire pour diluer les aliments consistants.

Rien au poumon, et cependant, dyspnée considérable au moindre effort et même dans la station assise.

Lorsque la malade étend la main, on constate un tremblement de tout le membre supérieur, qui s'accentue lorsque l'expérience se prolonge quelques minutes ; la malade accuse vite une sensation de fatigue. Les réflexes rotuliens semblent un peu diminués. On note à la face postérieure des jambes deux zones d'hyperesthésie douloureuse à la pression et on est frappé du facies sénile de cette jeune femme qui a le front ridé et les téguments décolorés. Elle répond d'un air craintif et abattu. La malade a été soignée quelques jours par le sérum de chèvre éthyroïdée dans le service de M. le professeur Lépine sans grand résultat.

Intervention. — Le 4 novembre 1904, la sympathicotomie double est faite en une séance par M. le professeur Jaboulay : on note immédiatement la rétraction des globes oculaires et le ralentissement du pouls ; la malade quitte le service le 1er décembre 1904, bien améliorée.

Nous n'avons pu savoir les suites éloignées, et seulement qu'en 1908 cette femme est morte probablement de tuberculose pulmonaire.

OBSERVATION XXVI

F..., Pierre, 43 ans, instituteur à Espaly, près Le Puy, entre St-Sacerdos, n° 16, le 1ᵉʳ mai 1905.

Père mort vieux ; mère morte d'affection cardiopulmonaire. Trois frères vivants et bien portants. Pas d'antécédents nerveux dans la famille. Personnellement, bien portant jusqu'à 20 ans, où il eut du rhumatisme articulaire aigu. L'an dernier, début des accidents pour lesquels le malade vient à l'hôpital. Instituteur congréganiste, il fut très affecté des mesures prises par application de la récente loi et dut quitter sa communauté ; à ce moment apparut le tremblement, en juin 1904, d'abord généralisé à la tête, aux membres supérieurs et inférieurs. En août, il ressent des palpitations ; le malade, qui s'observe très bien, a également des battements épigastriques et dans le cou. Quelque temps après, apparut le goître.

On note à l'entrée : facies bronzé, yeux grands ouverts, saillants, regard brillant.

Le goître consiste en hypertrophie du lobe droit et un peu de l'isthme. Expansion, souffles, soulèvement par des battements énergiques. Depuis quelques jours, palpitations moins fréquentes. Pouls à 120 - 140.

Au cœur, pointe dans le Vᵉ, sur la ligne mamelonnaire.

Sensation de frémissement à la palpation. Deux souffles, un à la pointe systolique, un à la base diastolique très variable et ne se propageant pas.

Tremblement très net de la tête, des mains, des bras et

des jambes. Tremblement des paupières. Dilatation des pupilles ; exophtalmie moyenne (pas de parésie des droits internes, ni de S. de Möbius).

Quelques troubles psychiques; caractère impressionnable, agitation, insomnie. Pas de dyspnée. Rien aux poumons. Peu d'appétit, pas de diarrhée. Urines normales.

Intervention. — 1° 3 mai 1905. Sympathicectomie avec résection du ganglion cervical supérieur unilatéral.

2° Quelques jours après, même opération de l'autre côté.

Le malade quitte le service bien amélioré ; l'exophtalmie, en particulier, a presque disparu entièrement, le volume du cou est diminué.

Suites éloignées. — Le frère du malade nous écrit, en octobre 1910 : « Mon frère est mort le 18 septembre 1909, mais la maladie pour laquelle il a été opéré, en 1905, n'y a en rien contribué ; au contraire, son goître avait disparu, les yeux étaient à leur état naturel ; le tremblement et l'excitabilité du caractère avaient peu été modifiés à la suite de l'opération ».

OBSERVATION XXVII

T..., Françoise, 63 ans, à Villeurbanne de Champigny (Hte-Savoie), entre à l'hôpital fin février 1909, avec les symptômes classiques de la maladie de Basedow.

Il s'agit d'une femme porteuse, depuis vingt ans au moins, d'un volumineux goître, qui vit cinq ou six ans après apparaître l'exophtalmie, les palpitations et le tremblement. Depuis un an, troubles mentaux avec idées de suicide.

A l'*entrée*, on constate un volumineux goître, déformant l'aspect du cou, une exophtalmie très marquée (les signes oculaires n'ont pu être précisés davantage) ; un tremblement très net, des accès de tachycardie et de palpitations, pendant lesquels la malade éprouve la sensation de mort imminente. Sensation de chaleur fréquente, mais surtout troubles mentaux apparaissant sous la forme de crises de fureur.

En janvier 1909, au cours de l'un de ces accès, la malade a saisi un rasoir et tenté de se couper la gorge.

Quelques jours plus tard, elle s'armait d'un couperet de cuisine et voulait tuer sa petite fille. Une fois ces crises de démence passées, la malade redevenait paisible.

Intervention. — Le 16 février 1909, M. Jaboulay fait sur cette malade une sympathicectomie bilatérale.

Suites immédiates. — On note une diminution considérable de l'exophtalmie, la fréquence moindre des crises de dyspnée et de palpitations, l'amélioration du tremblement. La malade va bien et on n'a pas eu à constater d'accès de fureur, ni d'agitation bien accentuée. Le goître ne semble pas avoir été modifié à la suite de cette intervention.

Deuxième intervention. — Le 27 février, M. Jaboulay pratique une thyroïdectomie. Les suites immédiates furent banales : le même état persiste. La malade continue à aller bien, mais elle se plaint d'oppression et de palpitations et demande bientôt à partir. Il semble que son caractère emporté et ses actes impulsifs l'aient déterminé à quitter le service avant la cicatrisation complète de sa plaie opératoire. Elle revient chez son fils en assez mauvais état et dans un état d'agitation tel qu'on ne peut la quitter ni jour ni nuit. Elle se promène dans l'appartement en proie à une dyspnée énorme, souffrant de palpitations intenses et meurt le 30 mars 1909, sans qu'on ait eu le temps de prévoir cependant une fin aussi rapide, un mois après la seconde opération et quinze jours environ après sa sortie de l'Hôtel-Dieu.

OBSERVATION XXVIII

L... Louis, 19 ans, cardeur à Cours (Rhône). Saint-Sacerdos, n° 11. Pas de goître dans les antécédents hérédi-taires et rien de particulier à signaler. Personnellement, rougeole dans le jeune âge.

Depuis deux ans, le malade éprouve de l'oppression et de la dyspnée d'effort ; il y a dix mois, il ressentit de l'oppression et des palpitations de cœur avec de la tachycardie. Une tumeur volumineuse du cou est apparue progressive-ment depuis cinq mois et enfin depuis trois mois le malade a constaté qu'il tremblait, et ses troubles nerveux, caractère vif et impressionnable, se sont exagérés. A ce moment cet homme consulte un médecin qui essaie à plusieurs reprises le traitement médical sous ses diverses formes sans aucun succès. C'est alors que le malade entre à l'Hôtel-Dieu pour subir une opération.

L'examen nous montre un homme de petite taille qui, depuis l'entrée, présente une température à 38°. L'appareil pleuro-pulmonaire est d'ailleurs intact et le système uro-génital aussi : ni sucre, ni albumine. On remarque que le pouls bat à 124 par minute, que les pulsations cardiaques sont fortes et la pointe est sentie sur la ligne mamelonnaire, mais à deux travers de doigt en dessous. L'auscultation est négative, sauf au foyer arctique où l'on perçoit un souffle intermittent, probablement anorganique. Les artères sont animées de pulsations très fortes, les veines sont un peu grosses. Le système lymphatique n'est touché nulle part. L'examen du sang montre une proportion normale de glo-bules rouges aux globules blancs. Du côté de l'appareil digestif, le malade n'a ni diarrhée ni constipation, mais il a de la boulimie et de la polydipsie très prononcées sans glycosurie.

Le système nerveux du malade est excité à un très haut degré : réflexes exagérés, trépidation épileptoïde et clonus de la rotule. Le malade tremble, trémulation rapide, de faible amplitude, persistant au repos, exagérée dans les mouvements. Il a des sueurs profuses, signe de vaso-dilatation intense. Son caractère a été modifié depuis plusieurs mois : autrefois calme et raisonné, il est devenu irritable, colérique ; s'impatiente pour un rien, est insupportable à tous.

Les yeux traduisent bien ce tempérament : ils sont l'un et l'autre presque à découvert ; pas de vaso-dilatation conjonctivale ni absence de synergie entre les mouvements du globe oculaire et ceux de la paupière supérieure. La fente palpébrale est extraordinairement élargie.

Au niveau du cou, à sa face antérieure, tuméfaction annulaire très considérable, mobile dans les mouvements de déglutition. Cette tumeur siège dans le corps thyroïde, aussi bien sur l'isthme que sur les lobes latéraux. Au palper, on sent des battements énergiques, synchrones à la pulsation cardiaque ; l'auscultation permet d'entendre un thrill analogue à celui des anévrismes artériosoveineux. Au niveau de cette tuméfaction la peau est normale, les veines superficielles un peu dilatées. Le larynx et la trachée, le pharynx et l'exophage, le paquet vasculonerveux du cou ne sont pas comprimés.

En présence de tous ces signes, le diagnostic différentiel nous semble superflu ; il s'agit bien certainement d'un cas de maladie de Basedow (Clinique de M. le professeur Jaboulay, mai 1909).

Intervention. — Le 10 et le 13 mai 1909, M. Jaboulay fait à trois jours d'intervalle, à droite, puis à gauche, suivant son procédé habituel, la sympathicectomie cervicale avec ablation du ganglion supérieur.

Suites immédiates. — Elles furent simples : amélioration de tous les symptômes, telle qu'elle ne l'avait jamais été autant à la suite de tous les traitements essayés par le malade et portant surtout sur l'exophtalmie.

Suites éloignées. — Au bout d'un an, en mai 1910, l'amélioration a persisté. Le malade écrit : « J'ai pu commencer à travailler après quatre mois de repos forcé : mes yeux ont diminué de grosseur, le cou a conservé à peu près son même volume. Je suis moins nerveux, cependant, au bout d'une marche rapide, je suis toujours essoufflé. Mon caractère est un peu toujours le même. » Le Dr Albert, de Cours, écrit en juin 1910 : « L'exophtalmie a diminué d'un bon tiers, le tremblement est bien moindre, le pouls bat à 76. Le malade a pris sept kilogrammes en un an, est bien moins nerveux, mais toujours un peu dyspnéique. Le goître n'a pas sensiblement diminué de volume ; la céphalée a disparu. L'opéré a pu recommencer à travailler ; il s'estime bien amélioré après l'intervention, et c'est aussi mon avis. »

OBSERVATION XXIX

B... Joseph, de 32 ans, entre dans le service avec le tableau classique de la maladie de Basedow. 19 novembre 1909, goître moyennement développé également aux dépens des deux lobes et de l'isthme. Tremblement, tachycardie à 120-130 pulsations à la minute, regard brillant sans véritable exophtalmie. On est frappé par l'asthénie du malade au moindre mouvement, et son état d'hébétude. Ces phénomènes sont apparus depuis un an.

Intervention. — Le 23 novembre, M. Jaboulay pratique sur le malade une sympathicectomie unilatérale.

Le soir même le malade mourait en proie à une agitation extraordinaire et une vive dyspnée, sans cyanose vraie.

A l'autopsie : on enlève un goître trilobé et on constate la persistance d'un thymus de 12 centimètres de long sur

5 à 6 de large, adhérant aux gros vaisseaux. L'examen histologique fait par M. Horand, n'a révélé aucune altération pathologique du thymus.

Dans ce cas, double intérêt : persistance du thymus chez l'adulte et chez un basedowien.

OBSERVATION XXX

B... Benoît, 32 ans, cultivateur, demeurant à Villarest (Loire), entre le 18 octobre 1910, salle Saint-Sacerdos, n° 40, pour un goître avec des troubles généraux.

Rien à signaler de caractéristique dans ses antécédents héréditaires ou collatéraux.

Marié, sa femme qui a deux enfants en bonne santé est bien portante. Personnellement, jamais de maladie sérieuse, mais pendant sa jeunesse il fut toujours un peu faible. Nie l'éthylisme et la spécificité.

A 25 ans, il prit une grande faiblesse et maigrit pendant trois mois environ. Toutes les années, au printemps, les mêmes phénomènes réapparaissent passagèrement, s'accompagnant quelquefois de diarrhée (6 à 8 selles par jour), cependant il conserve un très gros appétit et « mange comme deux », dit-il. Le reste de l'année, sa santé est satisfaisante. Il y a *quatre ans* que, pour la première fois, le malade remarqua la saillie de ses yeux ; elle fut passagère, et procéda tout d'abord par intermittences. Lors de ces sortes de poussées d'exophtalmie qui duraient quelques jours, le malade devenait irritable, tremblait et souffrait de palpitations du cœur. Il ne s'est aperçu de son goître, que depuis *quatre mois*. Il vient à l'hôpital parce qu'il se sent très faible et a perdu 15 kilos depuis mars 1910.

A l'entrée : On observe un goître du volume de deux

poings, développé uniformément aux dépens des deux lobes, surtout à droite. La tumeur a la consistance de la glande normale, est animée de battements très nets et d'expansion systolique en masse. Peu de vaisseaux à la surface, surtout à gauche ; frémissement très marqué qui se traduit au sthétoscope par un souffle râpeux aux deux temps. Au-dessus des clavicules, 38 centimètres de circonférence.

Au cœur : Palpitations fréquentes. On trouve la pointe dans le cinquième espace, en dedans du mamelon ; impulsion cardiaque très énergique, et battements intenses dans les cinq premiers espaces, en dehors du sternum. Pas de frémissements. Bruits réguliers, deuxième bruit très éclatant. Dans le troisième espace gauche, souffle systolique rude ne se propageant pas. Pouls régulier à 120. Pas d'œdème.

Aux poumons : Aucun signe sthétoscopique ; pas de toux ; légère dyspnée. Respiration : 25.

Appareil digestif : A noter, appétit plutôt augmenté, trois selles par jour en moyenne, et légère douleur à la pression de la fosse iliaque droite. Foie et rate normaux.

Système nerveux : Depuis longtemps, quatre ans environ, le malade est nerveux, agité, irritable par périodes. Dort mal la nuit. Sensations de chaleur constante avec sueurs abondantes. Tremblement très net des doigts à petites oscillations. Réflexes rotuliens abolis.

Œil : Exophtalmie très accusée avec regard fixe et brillant. Pas de paralysie des muscles moteurs du globe. Signe de Stelwag assez net. Pupilles égales, réagissant bien à la lumière et à l'accommodation. Rien du côté de l'oreille. Rien dans les urines. Température à 37°4.

On fait pendant huit jours, au malade, des séances d'électricité (courant continu pendant dix minutes), et de radiothérapie. Pas d'amélioration. Le malade est très agité et, cependant, très faible : quand il essaie de se lever, il prend des syncopes.

Intervention. — Le 27 octobre 1910 : Sous anesthésie locale, M. Jaboulay fait une section du sympathique cervical gauche. Immédiatement après la section : rétraction du globe oculaire, resserrement de la fente palpébrale et de la pupille, légère injection conjonctivale ; pouls à 125. Les jours suivants, le pouls se ralentit à 120, 115. Le malade se sent mieux, est moins agité.

Suites immédiates. — 4 novembre 1910. Circonférence du cou : 36 centimètres, donc diminution de 2 centimètres en sept jours ; diminution nette du lobe gauche, atténuation notable du thrill. Les yeux sont moins brillants, disparition de l'injection conjonctivale. Pouls à 110. Plus de palpitations. Le malade se plaint seulement de la même sensation de faiblesse qu'à l'entrée, mais un peu atténuée cependant.

Voici donc 30 opérés par interventions sur le grand sympathique cervical, dans la maladie de Basedow :

Dans 14 cas, il a été fait une sympathicectomie double.

Dans 3 cas, il a été fait une sympathicectomie unilatérale.

Dans 10 cas, il a été fait une sympathicotomie double.

Dans 2 cas, il a été fait une sympathicotomie unilatérale.

Dans 1 cas, il a été fait l'élongation bilatérale.

Par anticipation, nous dirons qu'il est difficile de

déduire, à la lecture de ces observations, quel procédé thérapeutique, entre ces trois méthodes : sympathicectomie, sympathicotomie, élongation, a été le plus efficace. Ne voyons-nous pas, dans l'observation n° XV, une guérison presque totale dûe à la simple élongation bilatérale : diminution de la tachycardie et de l'exophtalmie, disparition à peu près entière du goître et du tremblement? Mais cette intervention n'a été pratiquée qu'une fois et il est impossible d'induire qu'elle aurait toujours donné d'aussi bons résultats chez nos différents malades.

Au contraire, nous produisons 10 cas de sympathicotomie double en face de 14 sympathicectomies bilatérales. Cette intervention, moins difficile, un peu moins longue à pratiquer que la sympaticectomie, ne lui semble pas inférieure, d'après notre statistique. Si la mortalité opératoire est sensiblement la même, 2 pour 10 dans la sympathicotomie, contre 3 pour 14 à la sympathicectomie, nous trouvons à son compte des améliorations tellement grandes (voir observations I, XIV, XX), qu'on se demande si la simple section du grand sympathique cervical ne suffit pas à amender suffisamment les phénomènes basedowiens. Sans avoir lu les observations de Jonnesco et surtout les résultats détaillés de ses résections totales, qu'il affirme être très bons, nous nous demandons s'il est nécessaire de faire subir au malade une dissection aussi minutieuse, aussi longue, aussi mutilatrice pour ses vaisseaux, et de l'exposer par suite à un shock quelquefois grand et aux conséquences que l'on peut prévoir, alors qu'une simple section peut amener une heureuse amélioration.

Mais il est certain que, pour les physiologistes en particulier, la sympathicectomie réalise mieux le traitement symptomatique, par l'espoir qu'elle donne d'influencer plus sûrement les phénomènes d'excitation cardiaque et générale. Dans cet ordre d'idées, M. Jaboulay pratique de plus en plus volontiers la résection du sympathique, comprenant la moitié inférieure du ganglion cervical supérieur et quelques centimètres du cordon sous-jacent. Nous avons de lui 14 observations et interventions : il en est résulté :

3 morts post-opératoires.

1 guérison totale de tous les symptômes, que nous avons vérifiée nous-même.

4 améliorations indiscutables, datant de dix ans au moins.

2 améliorations ayant persisté quatre et cinq ans.

1 amélioration très nette chez un malade opéré seulement en 1909 (mois de mai), qui se maintient.

1 amélioration de quelques mois chez un malade mort dans l'année.

1 amélioration relative chez un malade pour lequel M. Jaboulay fit lui-même la thyroïdectomie secondairement.

1 amélioration pendant une année, suivie de récidive, qui poussa le malade à se faire thyroïdectomiser (il mourut le lendemain).

Dans ces deux derniers cas et dans un autre de

cette statistique (voir obs. III), la thyroïdectomie fut une intervention mortelle, alors que la sympathicectomie avait pu être pratiquée sans inconvénients, voire même avec quelques succès.

Sans vouloir, en ce moment, entreprendre le parallèle entre les deux systèmes de thérapeutique chirurgicale, nous nous permettons de faire remarquer combien la sympathicectomie est bénigne, puisqu'elle a pu être pratiquée sur des malades peu résistants, auxquels, par la suite, la simple cautérisation d'un noyau thyroïdien devait être fatale (obs. III).

Nous avons encore trois observations de sympathicectomie unilatérale. L'un des malades est mort dès le soir de l'opération (obs. XXIX) et on trouva, à la vérification, un thymus énorme ; le second est mort au bout du treizième jour d'érysipèle de la face. Le troisième malade a été opéré depuis quinze jours et il serait prématuré de conclure, même en présence de son bon état actuel.

Deux cas de sympathicotomie unilatérale ; chez l'un des opérés, l'amélioration se maintient encore depuis treize ans, il s'agit d'une femme de 75 ans ; pour le second malade on fit, en même temps que la sympathicotomie gauche, l'élongation du pneumogastrique. Le résultat immédiat fut bon, mais nous n'avons pu constater ultérieurement l'état de la malade.

Soit nos 30 observations.

Suites immédiates

Notre statistique comportant surtout des sympathicectomies partielles, et cette méthode nous apparaissant comme l'opération idéale, nous nous attacherons plus particulièrement à cette classe de malades pour l'étude des résultats immédiats, et, autant que nous le permettront nos tentatives pour retrouver les malades, pour la constatation des résultats éloignés. Nous entendons par le terme : « Résultats immédiats », les modifications apportées dans l'intensité des symptômes, par l'opération, jusqu'à la cicatrisation de la plaie, c'est-à-dire la sortie de l'hôpital. Ce délai équivaut habituellement à une quinzaine de jours.

Que se passe-t-il dès la section du sympathique, alors que le malade est encore sur la table d'opération ? La lecture de plusieurs observations (v. obs. II, IV, VI, IX et X) nous montre que deux sortes de phénomènes basedowiens sont simultanément très

impressionnés. Dans l'observation IX nous lisons :
« L'exophtalmie sans modification de la pupille disparaît presque instantanément du côté gauche, le
premier opéré : il n'y a presque plus de lagophtalmie, et le pouls qui battait à 156, tombe à 120 ».
Ainsi donc, l'exophtalmie et la tachycardie, phénomènes purement objectifs, sont les premiers influencés. Dans quelques cas, nous voyons la pupille se
resserrer du côté opéré, mais ce myosis ne semble
pas durable et en tous cas il n'y a pas eu de paralysie
de l'accommodation pupillaire.

Le malade, ramené dans son lit, une fois le
moment pénible du réveil anesthésique passé, déclare
se trouver bien ; il respire mieux, l'étouffement qui
lui était si pénible devient tolérable, les crises de
palpitations et d'angoisse s'espacent. C'est surtout
le moment où l'on constate la vasodilation du côté
de la conjonctive et quelquefois de la face qui va
d'ailleurs s'atténuer et disparaître au bout de 5 à
6 jours. La section du sympathique n'a jamais produit de troubles musculaires ou trophiques du côté
de l'appareil oculaire. Dans un seul cas il y eut un
peu de ptosis (obs. IX) qui ne semble pas avoir persisté. A l'examen ophtalmoscopique, un peu de
vasodilation choroïdienne. La vision n'est jamais
troublée par la sympathicectomie ; il est même certain que plusieurs vices de réfraction ont été par elle
sérieusement corrigés. Nous pourrions rapporter
deux observations de malades du service chez lesquels la myopie a été très sérieusement diminuée
par cette méthode chirurgicale.

L'une de ces malades, une jeune femme de 25 ans, présentait une myopie double de 5 à 6 dioptries et des yeux très saillants ; ceci joint à des phénomènes nerveux tels que : irritabilité du caractère, tremblement, palpitations, sans accélération notable du pouls ni hypertrophie thyroïdienne. On avait pensé chez cette femme à une maladie de Basedow fruste avec symptômes oculaires surtout unilatéraux en raison de l'exophtalmie plus accentuée à l'œil droit, et si nous n'avons pas ajouté cette observation aux précédentes, c'est pour ne pas nous exposer à voir discuter le diagnostic cependant bien probable de maladie de Basedow. La sympathicectomie fut faite avec un succès complet : l'examen de la réfraction pratiqué quelques jours plus tard dans le service du Professeur Gayet montre une réduction de la myopie de 6 à 1 D 50 pour l'œil droit èt de 5 à 4 pour l'œil gauche, et l'exophtalmie, surtout du côté droit, diminua instantanément. Nous venons de savoir que cette malade, au bout de treize années, est toujours enchantée de son opération. L'impressionnabilité et l'exophtalmie n'ont pas reparu, et elle se livre sans éprouver jamais le besoin de verres, aux travaux d'aiguille les plus méticuleux.

Chez nos malades, l'exophtalmie ou l'éclat des yeux est le symptôme qui a rétrocédé le plus vite et le plus sûrement : l'opéré ne tarde pas à s'en apercevoir et ceci, joint à la disparition de son irritabilité, de ses crises de palpitations et de dyspnée, fait que dans plusieurs de nos observations nous le voyons proclamer dès le lendemain sa guérison. Pour ce qui est de l'exophtalmie, il est rare que nous ayons dû attendre plus de quatre à cinq jours, même dans les cas les moins influencés, pour constater l'heureux effet de la résection du sympathique et dans presque tous il était évident le soir ou le lendemain.

La tachycardie n'est pas aussi rebelle qu'on a voulu le prétendre, mais, il faut le reconnaître, la diminution de fréquence du pouls succédant à l'accélération momentanée et très courte de l'instant de la section et d'après laquelle on se croyait autorisé à porter un très heureux pronostic ne s'est pas toujours montrée très nette ni très considérable.

Cependant nous voyons dans plusieurs observations un ralentissement manifeste (obs. IV, 120 au lieu de 152, puis 100 pulsations le 3ᵉ jour et seulement 90 au bout d'un an. Obs. III, 98 au lieu de 130. Obs. XVII, 90 au lieu de 160. Obs. XIII, 90 au lieu de 170. Obs. XIV, 95-100 au lieu de 110-120. Obs. XV, 120 au lieu de 130. Obs. XVI, 100 au lieu de 168, etc...)

Ces résultats immédiats nous paraissent suffisamment bons dans ces quelques cas pour nous permettre de les opposer aux dénégations des adversaires de la sympathicectomie.

Simultanément, dans les premiers jours avec la sensation d'euphorie ressentie de bonne heure par l'opéré (atténuation des palpitations et des battements, obs. VIII, respiration plus facile, sommeil plus tranquille, obs. X), s'accuse la diminution du *tremblement* (v. obs. X, surtout obs. XIV, XV, XIII, XVI, VI). Cette diminution mit quelquefois plusieurs jours à se manifester, et il a fallu même, dans certains cas, attendre la cicatrisation de la plaie pour l'affirmer. Ultérieurement, nous le verrons à propos des résultats éloignés, cette amélioration devient de plus en plus évidente. Dans l'obs. VIII, le tremblement persistait tel qu'à l'entrée ; il fut d'ailleurs très amendé plus tard.

Nous terminerons cette revue des résultats immédiats, en parlant des modifications du goître après la sympathicectomie. Pour ce qui est de ce symptôme, les phénomènes post-opératoires sont variables. Mais si l'on considère les malades chez qui la constatation en a été faite au cours de l'observation, il ressort nettement que les battements, frémissements et turgescence du corps thyroïde hypertrophié, cèdent instantanément à la résection (voir par exemple obs. XV) et ceci va de paire avec la disparition dé l'éréthisme général et des palpitations si redoutées du malade. Dans un cas (obs. VII), la compression exercée par le goître sur le conduit laryngotrachéal ou ses nerfs, disparut avec l'intervention et la voix rauque et voilée reprit avec elle son timbre normal. Les choses peuvent en rester là, et dans les jours suivants, le cou change peu de volume.

Mais ceci est une exception ; généralement, à partir du troisième, on voit l'hypertrophie régresser progressivement (voir obs. IV et V), ou un peu plus tard (obs. II, III, XVII, obs. XIV au huitième jour). Il faut en convenir, le goître est le plus tenace des symptômes de la maladie de Basedow. Nous entendons bien la maladie de Basedow primitive, et non le goître basedowifié, pour lequel l'indication de la sympathicectomie est beaucoup moins précise, ainsi que nous le verrons à la fin de ce travail. En attendant, n'exagérons pas dans ce sens opposé : presque tous nos malades ayant bénéficié d'une atrophie de deux à trois centimètres, et de beaucoup plus ultérieurement.

Pour nous résumer, disons que dès le soir de l'intervention, le malade voit tout d'abord diminuer son exophtalmie, ses fréquentes bouffées de chaleur et ses crises de suffocation et de palpitations. Son caractère emporté s'apaise, le calme succède à l'agitation et le repos à l'insomnie. Le tremblement, quelquefois plus rebelle, est en fin de compte très souvent amélioré et a même disparu dans la moitié des cas. Le goître, qui ne disparaît que longtemps après, bénéficie toujours de la sympathicectomie dans des proportions appréciables : battements et frémissements, pour le moins par leur sédation, en sont le témoignage aussi indéniable que précoce.

S'il en fallait croire l'impression des malades, on se persuaderait bien facilement des améliorations énormes et rapides. Nous n'oserions les affirmer aussi hâtivement et pour cela nous allons suivre les malades à la sortie de l'hôpital. Sauf complications, l'opéré se lève le surlendemain, voire même le lendemain, et part avec ses deux plaies cicatrisées et assez peu visibles à la fin de la seconde semaine.

Malheureusement, dans toutes les circonstances, les choses n'ont point pris cette heureuse tournure, puisque notre statistique offre une mortalité opératoire de 6 sur 30, soit environ de 20 %.

Mais on voudra bien convenir que notre malade porteur d'un thymus hypertrophié ne peut contribuer à la grever beaucoup. Il est bien certain que sur de tels malades voués à une mort subite, il serait sage de n'entreprendre aucune intervention. Encore faut-il faire le diagnostic de l'anomalie. Quant à celui qui succomba à une quatrième poussée d'érysipèle, il faut avouer que ce terrain devait être singulièrement favorable à l'évolution du streptocoque. Il est certain que chez un individu normal avec l'asepsie de mieux en mieux réalisée de jour en jour, une aussi fâcheuse éventualité n'est pas à prévoir.

Restent les complications pleuropulmonaires qui ont emporté quatre de nos sympathicectomisés, un septième étant mort après cautérisation d'un noyau goîtreux de lésions rénales et dont le décès ne doit pas être imputé à l'intervention initiale. Les opérés ont succombé à des affections telles que congestions pulmonaires ou bronchopneumonies.

Là encore, il s'agit plus ou moins de complications infectieuses qui sont surtout le fait du milieu. Dans 3 cas, il s'agissait ou de malades un peu âgés et moins résistants (obs. V), ou de cachectiques avec œdème des jambes (XVIIe et IXe obs.).

Ceci étant reconnu, il importerait de savoir si la sympathicectomie doit être rendue responsable de ces complications dans quelque mesure que soit et de quelque pathogénie qu'il s'agisse : troubles trophiques ou anémiques, infections veineuses, facilitées par les nombreuses anastomoses entre les vaisseaux parathyroïdiens et ceux de la trachée, tels que les étudie M. L. Bérard dans sa thèse de 1896. Chez un de nos malades, il y eut cette constatation à la décharge de la sympathicectomie que la congestion siégeait précisément dans le poumon du côté opposé au côté opéré.

Si l'on veut bien admettre que la sympathicectomie, non plus qu'aucune autre opération, n'est de mise chez un sujet aussi peu résistant qu'un malade trop vieux ou en asystolie et si, d'autre part, à la sortie de la salle d'opérations, le malade peut être placé dans un lit confortable et une salle hygiénique, sans s'exposer à de brusques variations de température, il est permis d'affirmer que la sympathicectomie ne doit pas effrayer le malade, ni son médecin, et leur faire considérer cette opération comme la dernière thérapeutique à essayer en désespoir de cause et après que toutes les ressources de la médecine ont été épuisées.

Suites éloignées

Voyons d'ailleurs ce qu'il faut penser des résultats éloignés : le malade étant revenu chez lui, cicatrisé. Il est plus difficile de juger la valeur éloignée de la méthode et nous ne sommes pas les seuls à déplorer la difficulté pour chaque médecin qui veut retrouver ses malades et constater par lui-même les résultats de sa thérapeutique. Soyons heureux d'avoir pu rencontrer beaucoup de nos malades, quelquefois même le médecin traitant, ou tout au moins d'avoir appris de leurs nouvelles par leurs lettres ou de la bouche des personnes qui les approchaient. Nous estimons que notre enquête nous assure des renseignements assez exacts pour que nous puissions leur accorder une confiance suffisante.

Nous avons ainsi recherché 22 opérés :

    2 n'ont pu être retrouvés,

    9 sont morts à ce jour, au bout d'une ou plusieurs années, après amélioration manifeste

de leur maladie de Basedow pendant toute leur survie.

11 sont encore vivants, qui ont retiré le plus grand profit de l'intervention, voire même sont guéris.

Il est une classe de symptômes sur lesquels la sympathicectomie agit aussi bien à distance qu'immédiatement ; nous voulons parler des phénomènes oculaires. Nous pensons même ne pas dire assez, car l'exophtalmie dont l'atténuation était manifeste le soir même de l'opération, finit d'habitude par rétrocéder. Il suffit, pour s'en convaincre, d'avoir revu quelques malades, comme nous avons eu la bonne fortune de le faire, et de comparer l'expression actuelle de leur regard à la photographie qui avait été prise et reproduite dans l'ouvrage de M. Jaboulay (Ch. du Grand Sympathique, 1900). Nous faisons allusion à deux malades des obs. VI et XV. Evidemment, il nous a été impossible de revoir tous les opérés ; mais s'il est un symptôme facile à constater, même pour un témoin incompétent et qui n'exige pas une expertise plus sérieuse, c'est bien certainement l'exophtalmie. Il semble donc que nous pouvons accorder toute confiance aux affirmations des malades ou de leur entourage. Dans ce cas, nous constatons que lorsque l'exophtalmie n'a pas été supprimée entièrement, l'atténuation s'est toujours maintenue ; toutes nos observations le prouvent. Dans deux cas seulement (obs. I et XIX) les yeux sont restés gros, mais les malades ont été tellement améliorés dans tous leurs autres symptômes, que cette

Infirmité persistante et nullement dangereuse pour la vitalité de l'œil, dans les deux cas, ne leur a point fait regretter l'opération. Nous avons vu qu'à l'occasion, le vice de réfraction était en partie détruit par la sympathicectomie. L'amélioration a toujours persisté.

Le second phénomène, facile également à vérifier, est le tremblement : lorsqu'une malade arrive à un tel degré d'agitation qu'elle ne peut tenir un verre plein de liquide sans le projeter à côté d'elle et doit interrompre ses occupations de ménagère, et que dans la suite nous la savons occupée à des travaux de couture ou de broderie, il est impossible de demeurer sceptique. Nous ne connaissons que deux cas (obs. VIII et XVI) où le tremblement ait mis longtemps à s'atténuer ; pour la malade de l'observation VIII, nous voyons que par la suite l'amélioration a surtout porté, au contraire, sur ce symptôme. (V. encore obs. XX).

Les phénomènes subjectifs : emportements, excitabilité du caractère, sont la plupart du temps favorablement impressionnés : toutefois, au bout d'un an (obs. XXVIII), nous voyons le malade accuser toujours un tempérament vif, quoique moins nerveux, et nous avons dans l'obs. XXIII une récidive de ce symptôme basedowien. Le malade avait repris, paraît-il, de tels accès d'emportement, qu'il se résigna à une thyroïdectomie secondaire. A part ces deux exceptions, dans tous les cas, l'excitabilité nerveuse a été bien amendée. D'ailleurs, n'est-il pas logique d'expliquer cette irritabilité par les sensations aussi désagréables que tenaces et variées de ces malheureux basedowiens : palpitations, battements accélérés du cœur, éréthisme autant subjectif qu'objectif, accès d'oppression et d'angoisse, céphalées ? Chez de tels malades, la sympathicectomie a fourni de véritables guérisons (obs. I, V, VII, VIII, XXVIII). Il nous paraît que lorsque le tremblement disparaissait, l'excitabilité nerveuse s'atténuait parallèlement. Au contraire (obs. XXVI), voici un malade chez lequel le tremblement persista jusqu'à la mort et avec lui le caractère irritable.

Voyons enfin les modifications apportées par l'opération au goître et à la tachycardie. Pour ce qui est du premier, la sympathicectomie a été sévèrement jugée. La première intervention faite sur le cordon cervical n'eut-elle pas lieu chez un malade dont le goître avait récidivé après plusieurs résections (obs. I) ? Fort heureusement, l'opération tint sa promesse et quatre ans plus tard, l'atrophie due à la sympathicectomie s'était maintenue.

Lisons encore les observations II, XXVI, VII, VI surtout, XVI, XIX, XX. Dans le cas de la malade (obs. VI), l'hypertrophie thyroïdienne n'a disparu qu'au bout de trois années. Nous insistons volontiers sur ces résultats chez de vrais basedowiens (non chez des goîtreux ayant fait ultérieurement du basedowisme) pour bien montrer que la sympathicectomie n'agit pas seulement sur le syndrôme oculaire, comme on a eu trop souvent tendance à l'insinuer.

Nous serons moins affirmatifs à l'endroit de la tachycardie. Pour vérifier l'accélération du pouls, un contrôle médical est nécessaire, qui nous a souvent manqué et aussi parce que nos malades, même immédiatement, n'avaient pas vu leur pouls récupérer sa fréquence physiologique. Citons cependant les observations XV, 100 au lieu de 120 pulsations; XIV, XVIII, 76 au lieu de 124. Chez les autres malades, nous ne connaissons comme absolument certains que les résultats immédiats et en toute honnêteté scientifique nous ne saurions conclure.

Reste la mortalité éloignée. Dans 9 cas : 1 malade (obs. XXIII) est mort au bout de deux ans, après récidive, et de thyroïdectomie secondaire ; nous n'en parlons point, sinon pour avouer que la sympathicectomie, d'abord efficace, fut ultérieurement insuffisante ; une autre malade (obs. XXVII) est morte au bout d'un mois, alors que sa plaie de thyroïdectomie, faite secondairement, n'était pas encore cicatrisée.

Restent 7 cas : obs. XXIV, mort de diarrhée chronique ; obs. XXVI, d'affection inconnue, au bout de quatre ans, après une amélioration ayant porté sur le goître et l'exophtalmie, avec persistance du tremblement et excitabilité du caractère ; obs. XVI, mort au bout de cinq ans de diabète et tuberculose pulmonaire, ayant pu reprendre son travail et très amélioré quant à son état général, goître, tremblement et exophtalmie ; obs. IX, morte au bout de quatre ans, peut-être de tuberculose pulmonaire, sans résultats connus ; obs. II, morte à 60 ans d'asystolie, après avoir été guérie de son goître, moins de son exophtalmie et de son tremblement ; obs. XIII, morte deux ans après la sympathicectomie, ayant repris ses occupations, probablement de tuberculose pulmonaire ; obs. IV, au bout de 9 ans 1/2, assez rapidement, peut-être de granulie, mais ayant continué pendant toute sa survie son métier de couturière et bénéficié d'une réduction de la moitié du volume de son cou et de ses yeux, très améliorée quant à ses palpitations et son essoufflement, ayant acquis même un embonpoint surprenant pour son âge. Que devons-nous conclure en présence de ces 7 derniers cas, où nous pouvons constater une atténuation indéniable et prolongée du syndrône basedowien et devons-nous incriminer la sympathicectomie du décès de ces malades ?

Il serait peu logique de le faire, étant donnés les états morbides divers dont les opérés étaient porteurs : asystolie, diabète, tuberculose. Tout ce qui ressort de cette enquête, c'est que beaucoup de basedowiens deviennent ultérieurement tuberculeux, mais cela qu'il y ait eu thyroïdectomie, ou sympathicectomie ou même qu'on ne soit pas intervenu chirurgicalement. Cette statistique nous persuade, une fois de plus, que névrose basedowienne et tuberculose ont entre elles de nombreux liens. Faut-il pour cela admettre que la maladie de Basedow est une inflammation tuberculeuse de la glande thyroïde ? Nos observations ne nous le prouvent aucunement.

Et, sans vouloir entrer dans ce débat pathogénique, nous ferons seulement remarquer que des malades indemnes de toute lésion bacillaire sont devenus ultérieurement tuberculeux après amélioration très nette de leur maladie de Basedow. Ne faudrait-il pas accorder plutôt que la tuberculose est secondaire et, par suite, engendrée par la maladie de Basedow. Ayant voulu simplement attirer l'attention sur ce point, nous n'approfondirons pas cette question dont l'étude dépasse les prétentions modestes de ce travail.

Quoi qu'il en soit, que l'on accepte ou non de considérer le cas de ces 7 derniers malades comme des résultats favorables, l'amélioration espérée par la sympathicectomie a été obtenue certainement chez onze opérés actuellement encore en bonne santé.

Indications de la sympathicectomie dans la maladie de Basedow ; indications comparées de la thyroïdectomie.

———

Les résultats éloignés des interventions faites sur le corps thyroïde dans la maladie de Basedow ont été publiés très nombreux et chez des malades certainement très différents les uns des autres. Les auteurs distinguent eux-mêmes des formes graves, des formes moyennes et des formes légères, et chacun interprète un peu à sa manière les termes de guérison et d'amélioration. C'est ainsi que T. Kocher compte comme guérisons complètes : « les cas où il a pu réduire le corps thyroïde à son volume normal et pour cela, il lui a fallu pratiquer parfois deux ou trois opérations successives ». Il ajoute : « Je n'ai naturellement pas réussi à supprimer toutes les lésions secondaires, telles que l'exophtalmie ; mais les résultats ont été bons toutes les fois que j'ai pu mener le traitement chirurgical jusqu'au bout ». D'autres chirurgiens sont plus exigeants, d'autres beaucoup moins. Notre statistique, on a pu s'en convaincre, comporte surtout des formes graves, trop graves souvent, et nous pensons avoir été sévère dans l'appréciation de nos résultats. Une comparaison en face de cas si nombreux, se chiffrant par centaines, ne nous édifiera que très approximativement : la sympathicectomie a été trop peu mise à contribution. Néanmoins, nous résumons ci-dessous, d'après Rehn, les tableaux où il a rassemblé, jusqu'en 1900, tous les résultats qu'il a pu connaître d'interventions thyroïdiennes et sympathiques.

	Guérisons	Améliorations	Insuccès	Morts
Thyroïdectomies ou interventions thyroïdiennes. 319	175=54,8 °/₀	89 = 27,9 °/₀	13 = 4,1 °/₀	42 = 13,1 °/₀
	Bons résultats: 82,7 °/₀		Mauvais résult. : 17,2 °/₀	

	Guérisons	Améliorations	Insuccès	Morts
Sympathicectomies ou interventions sur le sympathique 32	9 = 28,1 °/₀	16 = 50 °/₀	4 = 12,5 °/₀	3 = 9,3 °/₀
	Bons résultats: 78,1 °/₀		Mauvais résult. : 21,8 °/₀	

Encore une fois, nous avons publié ces résultats comparés uniquement pour ne pas sembler les igno-

BIBLIOTHÈQUE NATIONALE R. F. IMPRIMÉS

7

rer, mais nous ne croyons pas devoir conclure d'après eux. Notre mortalité opératoire a été forte, étant donné l'état de quelques-uns de nos malades. A ce sujet, nous tiendrions bien à ce que l'on ne fît pas un avantage exclusif aux interventions thyroïdiennes de pouvoir être pratiquées sans anesthésie générale. Un malade vient d'être sympathicotomisé d'un côté avec une simple anesthésie locale au Kélène sur le trajet de l'incision, et l'on comprend facilement qu'une intervention demandant 8 à 10 minutes à un chirurgien un peu expérimenté puisse aussi bien que la thyroïdectomie être du domaine de l'anesthésie locale. On la fait d'ailleurs plus volontiers en deux temps à quelques jours d'intervalle d'un côté puis de l'autre.

Bien que, mutilation d'un nerf important de l'économie, la sympathicectomie n'amène point de réflexe ni de phénomène inhibiteur grave sur les centres cardiopulmonaires, périphériques ou supérieurs. Le seul cas de mort constaté avant un délai de 4 jours est celui du malade porteur d'un gros thymus ; les autres décès ayant été provoqués par l'infection et les complications bronchopulmonaires 5, 8, 12 jours après l'intervention, auxquelles les thyroïdectomisés sont également exposés (Riédel). Enfin, les risques, d'ailleurs rares, d'asphyxie par réflexe ou décompression, d'hémorragie primitive et entrée de l'air dans les veines ou secondaire plus fréquents, ainsi que les accidents de thyroïdisme aigu après manipulation du cou, sont évidemment moins grands dans les interventions sur le sympathique. Voici tout ce que l'on peut essayer comme comparaison entre ces deux méthodes chirurgicales. D'autant plus que nous n'avons pas l'intention de faire l'apologie d'une méthode en battant l'autre en brèche. Au contraire, nous le disons déjà, les indications peuvent en être différentes et dans certains cas l'une sera de mise à l'exclusion de l'autre. Les goûts personnels du chirurgien ne doivent pas influencer son choix thérapeutique. Ceci équivaut à expliquer pourquoi et chez quel genre de malades la chirurgie sympathique est de mise.

Il est certain, quand bien même on accorderait au corps thyroïde un rôle pathogénique primordial, que le goître n'est pas toujours le phénomène clinique essentiel du syndrôme de Graves et celui qu'il faut toujours poursuivre. D'aucuns, avec plus de raison selon nous, avouent leur incertitude par le terme imprécis de névrose bulbo-pertubérantielle, mais ne perdent pas de vue des phénomènes importants comme l'exophtalmie, le tremblement et la tachycardie. Tandis que les premiers s'attaquent au corps thyroïde, cause de tous les accidents, les autres demeurent sceptiques sur tous les détails qui leur échappent dans cette obscure pathogénie. Par contre, leur esprit est frappé surtout par les symptômes nerveux dont l'ensemble réalise le tableau clinique de l'excitation du sympathique cervical. Sans nier d'ailleurs, à la base de cette irritation, le rôle possible d'une sécrétion thyroïdienne plus ou moins anormale, ils cherchent à neutraliser ses effets en paralysant le nerf porteur de l'influx vicié. La divergence thérapeutique repose évidemment sur une divergence pathogénique et ne se résoudra que par la solution de ce dernier conflit.

Il n'en reste pas moins qu'on ne doit pas être exclusif dans cette demi-ignorance, que nous devrions tous avouer. A côté des formes où le goître est le symptôme prédominant de la maladie, de par son intensité et son ordre d'apparition, qui semblent donner raison aux partisans de la conception thyroïdienne et de la thyroïdectomie ou des cas de goître basedowifiant, il est de nombreuses formes dans lesquelles le goître n'existe pas ou ne survient que très tard, cédant le pas à l'exophtalmie et à tous les phénomènes d'excitation du sympathique, que ces seules considérations guident la main de l'opérateur dans le choix de la méthode. Mais là encore, l'impression du début ne sera pas toujours bonne : un de nos malades se présentait avec un goître, premier symptôme, et d'une intensité effaçant celle des autres manifestations basedowiennes, qui ne retira aucun bénéfice de toutes sortes d'interventions thyroïdiennes et fut guéri par la sympathicotomie. Que, du moins, si le goître est à peine marqué, on convienne de son rôle secondaire, et en face d'accidents nerveux évidents, on n'hésite pas à sacrifier l'organe de transmission : le grand sympathique. Il est en cause plus souvent qu'on ne le croit.

Nous avons vu comment agit sa section : si elle influence moins le goître, que ne le fait souvent la thyroïdectomie ou plutôt moins rapidement qu'elle (car il faut savoir attendre parfois une ou deux années), c'est bien surtout évidemment dans ces formes où la maladie de Basedow avait débuté par l'hypertrophie thyroïdienne, car alors l'état anatomo-pathologique de la glande n'est point si facile à modifier. Ce n'est pas chez les vieux basedowiens que la sympathicectomie sera de mise, alors même que les phénomènes nerveux seront très accusés ; il est bien à craindre que toute notre thérapeutique échoue vis-à-vis d'un organe qui a désormais pris l'offensive, et sur lequel on n'agira efficacement que par l'extirpation. Mais, que nous ayons affaire à un malade jeune, où prédominent l'exophtalmie, le tremblement, la tachycardie, chez lequel l'hyper-trophie thyroïdienne est apparue depuis peu, secon-dairement aux autres symptômes, proposons-lui la sympathicectomie immédiatement. Deux de nos ma-lades qui avaient récidivé ont, plus tard, subi la thyroïdectomie même en d'autres mains, et tous les deux moururent : c'étaient de vieux basedowiens ne relevant plus de la sympathicectomie ; pour ainsi dire, trop profondément intoxiqués pour supporter aussi la plus inoffensive manœuvre sur leur goître. La thyroïdectomie, comme les interventions sympa-thiques a un âge d'élection : la pratiquer trop tard, c'est s'exposer à un échec.

Mais, qu'il s'agisse d'un goître datant de quelques années, chez un sujet qui, tout d'un coup, devient basedowien, les résections thyroïdiennes, ligatures artérielles seules ou combinées, donneront de bons résultats, en influençant même les phénomènes nerveux, si l'on n'a pas trop tergiversé,

Soit encore un jeune basedowien, dont l'affection a débuté par le goître, et chez lequel l'évolution de ce symptôme dépasse en rapidité et en intensité celle de tous les autres, rien n'est plus logique que d'essayer une intervention thyroïdienne, à compléter ultérieurement, s'il y a lieu, par une sympathicectomie.

Nous demandons aux farouches partisans des interventions thyroïdiennes, de ne pas s'arrêter net quand leur méthode n'aura pas agi au gré de leur désir, et de s'inspirer quelquefois de notre exemple, en essayant un autre procédé. Peut-être y trouveront-ils quelques avantages pour leurs propres convictions, et le plus grand bien de leurs malades. Ne faut-il pas espérer que l'emploi bien réglé de chaque intervention, suivant la forme clinique dans les cas simples, leur combinaison dans quelques cas douteux, amélioreront encore les résultats du traitement chirurgical dans la maladie de Basedow, et conduiront, plus confiants et plus nombreux dans nos services, les malades et leurs médecins.

Conclusions

I. Les opérations sur le sympathique cervical dans la maladie de Basedow, préconisées pour la première fois par M. le Professeur Jaboulay, peuvent être des élongations, des sections ou des résections uni ou bilatérales. La préférence doit être donnée aux résections, comprenant le ganglion cervical supérieur et la partie sous-jacente du tronc nerveux.

II. Nous apportons dans ce travail 30 observations d'interventions sur le sympatique cervical pratiquées par M. Jaboulay. La mortalité opératoire est faible, si l'on n'opère pas les malades qui ne présentent aucune contre-indication : cachexie, cardiopathie, albuminurie, diabète, etc..., sera bien plus faible encore si l'on peut se soustraire aux dangers encore redoutables du milieu hospitalier.

III. Les résultats immédiats sont les suivants : diminution de l'exophtalmie, disparition rapide des symptômes nerveux subjectifs (palpitations, angoisse, dyspnée). Disparition progressive du tremblement, atténuation de la tachycardie, diminution très fréquente du goître.

IV. Les résultats éloignés sont des plus satisfaisants. La maladie va en cédant dans la presque totalité des cas. Chez de nombreux malades, il est même permis de parler de guérisons définitives : certains de nos malades, guéris de leurs symptômes basedowiens sont morts au bout de 3, 4, 5 ans, d'affections surajoutées ; mais beaucoup d'autres, opérés depuis 12, 14 ans même, vivent encore et malgré leur âge avancé sont en excellente santé.

De tels résultats nous paraissent justifier de plus en plus l'emploi des opérations sur le sympathique cervical et leur substitution aux opérations thyroïdiennes, au moins dans un grand nombre de cas. Elles s'imposent en particulier dans les maladies de Basedow sans goître et celles avec prédominance ou préexistence des phénomènes oculaires et nerveux.

www.ingramcontent.com/pod-product-compliance
Ingram Content Group UK Ltd.
Pitfield, Milton Keynes, MK11 3LW, UK
UKHW020316130726
13696UKWH00003B/1096